U0209848

早期食管癌和食管胃交界部腺癌诊断与治疗

王国清 郝长青 著

科学出版社

北京

内 容 简 介

本书系作者30余年在食管癌高发现场进行内镜筛查、内镜诊断和外科治疗工作中积累的食管癌早诊早治经验与体会。全书分为早期食管癌的诊断与治疗、早期食管胃交界部腺癌的诊断与治疗两部分，结合近380幅内镜、大体标本和病理图片，以图文并茂的方式进行阐述。

本书可供从事食管癌相关工作的临床医师、辅助科室医师及研究生参考。

图书在版编目（CIP）数据

早期食管癌和食管胃交界部腺癌诊断与治疗/王国清，郝长青著. — 北京：科学出版社，2018.3

ISBN 978-7-03-056579-2

Ⅰ.①早… Ⅱ.①王…②郝… Ⅲ.①食管癌—诊疗 Ⅳ.①R735.1

中国版本图书馆CIP数据核字(2018)第030069号

责任编辑：沈红芬 / 责任校对：韩 杨
责任印制：肖 兴 / 封面设计：黄华斌

科学出版社 出版
北京东黄城根北街16号
邮政编码：100717
http://www.sciencep.com
中国科学院印刷厂 印刷
科学出版社发行 各地新华书店经销

*

2018年3月第 一 版 开本：787×1092 1/16
2018年3月第一次印刷 印张：7 1/2
字数：170 000
定价：88.00元
（如有印装质量问题，我社负责调换）

序　言

　　食管癌是最常见的消化道恶性肿瘤之一。中国是世界上食管癌发病率和死亡率最高的国家。因而在国家防治癌症的战略规划中，食管癌的防治是国家公共卫生政策的重点之一。在过去半个多世纪的岁月中，我国的肿瘤工作者为了降低食管癌的发病率和死亡率，以及减轻患者的痛苦，奋斗在不同的抗癌工作岗位上。其中，一些医生上山下乡，在食管癌高发现场进行大规模高危人群内镜筛查，开展食管癌早期诊断和早期治疗的研究，目的是降低中国人食管癌的死亡率。半个世纪以来，我国食管癌的研究，无论是基础还是临床，以及在高发现场对高危人群的筛查和早诊早治方面，所取得的成效举世瞩目。

　　王国清教授是 1958 年中国医学科学院肿瘤医院建院初期的第一代胸外科医生，多年深入食管癌高发现场，是中国医学科学院肿瘤医院在河南林州市及河北磁县等食管癌高发现场筛查基地的开创人之一，在基层艰苦的环境中坚持不懈、辛勤工作 30 余年，在食管癌早诊早治研究中取得了丰富经验和多项成果，曾多次获得国家级奖励。通过高危人群的内镜筛查和病理诊断，发现大批早期食管癌和癌前病变，显著提高了早诊率。在内镜观察食管黏膜早期癌灶演化的过程中，王国清教授细心地发现了食管癌在食管黏膜上最初起源点的位置、状态及其演变过程，食管胃交界部（贲门区）癌高发位点的发现及其位置的确认。这些发现是对食管癌和食管胃交界部腺癌早诊早治的重要贡献。

　　该书汇集了王国清教授多年在高发现场研究食管癌和食管胃交界部腺癌积累的经验，这些经验由作者亲耕亲历、集腋成裘，十分珍贵。作者以讲故事的笔调，叙述在食管癌高发现场 30 余年的工作经历和所想所做的事情，对后来者必有激励和借鉴之处。我从 1994 年以来，有幸协助王国清教授从事食管癌早诊早治现场筛查和基础研究工作，亲眼目睹老一辈专家的艰苦奋斗和辛勤耕耘，深感受益终身。我很高兴并积极将此书推荐给一线的抗癌工作者、肿瘤病理工作者、研究生们和医学生们阅读，相信大家会从中获得有益的知识和深远的启迪。

中国医学科学院肿瘤医院病理科　吕　宁

2017 年 12 月

前　　言

　　早期诊断和早期治疗是防治肿瘤的理想途径，食管癌和食管胃交界部腺癌（也称贲门癌）亦然。笔者于20世纪60年代，作为医疗队员在河南省林县（即林州市）工作时，终日目睹晚期食管癌患者的痛苦，负疚于心。但看到早期食管癌患者治疗后的满意，则喜逐颜开。于是，思考自己从事的工作和未来的路子。20世纪80年代，在变革的岁月中，巧遇良机，遂矢志于在高发现场开展食管癌和食管胃交界部腺癌的早期诊断与早期治疗的临床科研工作。

　　高发现场是食管癌高危人群的聚居地，也是发病因素及发病条件肆虐的环境，但这正是探索和研究食管癌的天赐平台。笔者以胸外科专业的功底和掌握的内镜检查技术为依托，在高发现场，一方面开展食管癌和食管胃交界部腺癌的内镜筛查与早诊早治的临床科研工作；另一方面充分利用高发现场科研基地的条件，长期连续内镜观察高危人群的食管黏膜和食管胃交界区黏膜的状态及其演化情况。发现食管癌在食管黏膜上最初起源点的位置、起因和结局。同时，也发现食管胃交界部腺癌高发位点的存在和具体位置。这些发现，在高发现场的早诊早治工作中，提高了对早期癌的识别能力和早诊率，促进了对食管癌和食管胃交界部腺癌发生发展和早诊早治研究的进程。

　　1980~2010年，在高发现场的高危人群中，应用不同方法（包括食管拉网细胞学检查、胃液隐血检查及中医耳针筛查等）完成初筛25万余人。其中筛查结果阳性，愿意接受内镜检查者78 000余人。发现食管癌2230例，检出率2.86%。早期食管癌（包括部分重度不典型增生）1656例，占74.3%(1656/2230)。发现食管胃交界部腺癌1684例，检出率2.16%。其中，早期食管胃交界部腺癌（包括部分高度腺上皮不典型增生）1404例，占83.4%(1404/1684)。

　　大量早期食管癌和早期食管胃交界部腺癌及其癌前病变的发现和确诊，促进了微创外科（如EMR和ESD）的迅速发展，减少了患者痛苦，提高了生存率和降低了死亡率。在此基础上，早诊早治广泛开展，遍地开花，形势喜人。

　　本书以讲故事的笔调，叙述笔者团队在高发现场的工作经历和所想所做的过程，对食管癌和食管胃交界部腺癌的早期诊断与早期治疗的经验和体会。整理和分析经年累月积攒的工作资料，所思所想的工作感悟和点点滴滴的经验教训，结合内镜和大体标本图片汇集成册。本书资料有限，不曾引经据典，但如能对读者有所帮助或启迪，实乃笔者之幸。书中之不足或错误之处，望读者批评指正。

在高发现场工作期间和本书撰写过程中，许多朋友给予了热情帮助和支持，在此表示衷心感谢！在初筛工作中，刘韵源教授、秦德兴教授和袁凤兰教授等奔波于各地高发区，进行初筛。吕宁教授和林冬梅教授在病理诊断方面予以大力帮助和支持。林州市肿瘤医院内镜科郝长青主任，全程参与食管癌早诊早治的现场科研工作，在内镜筛查和内镜治疗工作中，亲力亲为，对成书贡献颇大。中国医学科学院肿瘤医院赖少清教授、魏文强教授、谢永强和李新庆等医生，以及林州市食管癌医院王国庆、王俊峰、刘新启等医生协助内镜检查、内镜治疗和活检标本处理等，他们在诸多工作中费心尽力。乔友林教授、姜勇医生等对本书的撰写和出版一直给予热情鼓励和帮助。在此，对他们的帮助一并深表谢意。

中国医学科学院肿瘤医院　王国清

2017 年 11 月

目　　录

1 早期食管癌的诊断与治疗

1.1 食管癌筛查和早期诊断方法的演进

21 世纪初的流行病学调查资料显示，我国食管癌死亡率居城市和农村恶性肿瘤顺位的第四位。食管癌的治疗效果，虽然多年来国内外专业工作者花费大量心血，广泛研究探索，改进和提高治疗技术，设计和创新治疗设备，重组和优化治疗方案，但终因病期较晚，其治疗效果令人失望。在这种情况下，一些晚期食管癌患者，为了支付巨额医疗费用，不得不动用终身积蓄，使本来不甚富裕的家庭变得贫困。要改变这种状况，除社会医保资金支持及改善家庭经济条件外，从临床医学角度看，食管癌的早期发现、早期诊断和早期治疗是减轻患者痛苦、挽救生命和降低死亡率的非常重要的途径。

食管癌早诊和早治技术，经过半个世纪的发展已渐趋成熟。但由于我国各地区社会经济发展的不平衡，致使多数农村食管癌高发地区的人们，还没有得到早诊早治的良好服务。一些试点地区的实践经验表明，通过各级医务人员不懈的努力，合理应用和推广在高发现场多年研究取得的这些成果，降低食管癌的死亡率是可能的。这从近年全国癌症死亡率的流行病学调查资料中已经得到证明。"三早"是降低食管癌死亡率的关键，而筛查技术和方法是实现"三早"的具体途径。多年来，我国研究食管癌的医生上下求索、反复试验，以寻找简单、敏感且有效的发现癌细胞的早诊方法，希望找出食管癌患者，给予早期治疗，降低死亡率。

下文将回顾我国肿瘤医生的奋斗经历和贡献。

1.1.1 食管拉网细胞学诊断方法的发明和贡献

1961 年河南医科大学沈琼教授在食管癌高发地区河南省林县，成功研制出双腔胶管带网气囊，吞入食管使其充气后，扩展开食管黏膜皱褶，并在整个食管黏膜表面摩擦获取脱落细胞，以便发现食管黏膜上的早期癌灶。该项发明为食管癌的早诊和高发现场的群体筛查，以及医院的临床检查提供了细胞学诊断的工具。同年在该县人民医院的门诊部，对 156 例经 X 线检查确诊的食管癌患者，再用拉网方法检查，以求验证细胞学诊断的准确性。结果细胞学诊断为癌者 137 例，符合率为 87.8%。随即在全国各医院门诊推广食管拉网细胞学诊断方法，准确率逐步提高，并发现一批早期食管癌病例。如 1961 ~ 1971 年，林县人民医院在门诊对就诊患者拉网检查 8528 例，检出食管癌 3122 例，其中早期食管癌 212 例，占全部食管癌病例的 6.8%。而在 1961 ~ 1989 年的 28 年间，综合全国各地的协作医院的门诊食管拉网细胞学检查 74 527 例，检出食管癌和食管胃交界部腺癌 23 817 例，占受检者的 32%。其中发现早期癌 1160 例，占全部癌症患者的 4.9%。早期癌的发现，增加了应用拉网细胞学作为食管癌筛查方法的信心。

从 1970 年开始，食管拉网细胞学筛查方法走进农村，为高发区人们服务，陆续发现大量早期患者。1983 年在林县的姚村、任村、东岗和河顺等 4 个乡镇拉网筛查 40 岁以上农民 17 388 人，细胞学诊断为癌者 395 例，占受检人数的 2.3%。同时，根据全国各地报导，1961 ~ 1990 年全国各地共进行食管拉网细胞学筛查 278 208 人，检出食管癌和食管胃交界部腺癌共 3693 例，检出率为 1.3%，其中，早期食管癌 1499 例，占 40.6%。同时，检出食管上皮重度增生 13 910 例，检出率为 5%。

20 世纪 70 年代初，代替金属硬管食管镜的纤维内镜引进我国，逐渐在食管癌诊断中发挥作用。拉网细胞学诊断为癌和重度增生的病例，大部分又经过纤维内镜检查，希望直接观察病灶状态和定位，并咬取活组织检查，以求取得组织学确诊。细胞学检查和内镜检查的结合，进一步促进了早期诊断的发展。

食管拉网细胞学检查作为食管癌筛查的初筛方法在高发地区广泛应用。大量早期食管癌和癌前病变被发现，再经过内镜检查和病理诊断，既为临床治疗提供了病源，又为基础研究提供了生物样品，大大地促进了食管癌临床和基础研究工作的发展。食管拉网细胞学检查方法的发明和细胞学诊断的开展是食管癌防治研究工作发展的里程碑，开创了食管癌防治研究工作的新阶段，该法迅速推广至许多国家，其对医学科学的贡献不言而喻。

半个多世纪以来，食管拉网细胞学检查取得了丰富的成果和经验，对肿瘤学贡献颇丰。但同其他方法一样，在实践中也暴露出一些弱点和不足。首先，食管拉网检查会带来一些痛苦，人们越来越不愿意忍受，接受率越来越低。其次，漏诊率也颇受关注。根据循证医学的原则，1995 年和 2002 年两次分别在林州市临淇乡和姚村乡进行两组 40 岁以上居民 460 例和 742 例随机对照的双盲试验，即食管拉网细胞学检查方法同内镜检查＋碘染色＋活检组合方法的对照研究，发现前者漏诊率达 50%。加之近年来电子内镜设备的发展，麻醉技术完善，检查技术熟练，诊断结果准确，患者认可度和接受率提高。基于这些原因，目前应用拉网细胞学检查作为食管癌诊断或普查初筛措施的医院越来越少。诚然，在大人群筛查时，首先经过初筛，浓聚高危人群，减轻随后内镜筛查的工作量，十分必要。拉网细胞学检查仍具初筛的科学价值。因此，改进拉网细胞学的拉网器和检查方法，减少痛苦和提高敏感性是当务之急。

1.1.2　胃液隐血检测方法的应用

由于食管蠕动的揉擦和吞咽食物的摩擦，使得食管黏膜表面脆弱的癌灶遭受损伤，导致细胞脱落和出血。这些组织碎屑和血液可随食物或唾液流入胃内，存入胃液。据此，秦德兴教授设计一个内置棉球的带拖线的速溶胶囊，将其吞入胃内，胶囊在胃液内崩解溶化，棉球吸附约 1ml 胃液，将拖线拉出体外，进行胃液潜血试验。后来，因考虑裸棉球拉出时会受到污染，影响试验结果，而改用空心置棉的玻璃球代替胶囊。秦德兴教授报告一组 4970 例胃液潜血检测的结果，++ 和 +++ 阳性者共 372 例，其中，248 例接受内镜检查，活检病理诊断 21 例癌。隐血筛查的敏感度 52.5%，特异度 74.9%。同内镜筛查对比研究，漏诊率为 47.5%。分析隐血检测操作的全过程，发现该操作方法易受诸多因素影响。因此，应用此方法进行食管癌筛查的医生所报告的结果出入甚大。

实践表明，隐血检测法灵敏度低，漏诊率高，尚不适于筛查。但考虑到胃液隐血检测法的原理是有科学依据的，应用者应规范检查程序和各步骤的标准。如确认隐血珠进入胃内而非停在中途某处，确认棉球提取的是胃液而非唾液等，因此此方法仍有改进和提高的空间。

笔者认为"上消化道胃液潜血"同"下消化道大便潜血"一样，均有诊断价值，如经检验证实潜血反应强阳性，应认为是相应器官病症的警示信号，需进一步检查，不可忽视。

1.1.3　内镜检查、碘染色和指示性活检三重组合技术筛查"一步到位"，建立筛查和早诊模式

自从内镜检查技术普及以来，食管癌的早期诊断和治疗的效果显著提高。发生于食管黏膜上皮的早期食管癌和癌前病变，在形态上有时不甚明显，轮廓不清楚，常规内镜观察易被忽略。如果内镜检查同时进行食管黏膜碘染色，可发现和识别内镜观察不易发现的早期癌灶。内镜观察和碘染色，两者相辅相成，可使早期食管癌和癌前病变的发现率达到近 100%，高发现场的随诊观察证实，漏诊者极少。应用碘染色以前，单纯靠内镜医生的经验，检出率偏低。1984 年（IARC）Crespi 报告，在伊朗和中国林县筛查 957 例，未用碘染色，发现食管鳞状细胞癌 14 例(包括晚期癌)，检出率 1.46%。1993 年（日本）Yokoyama 首先应用内镜检查 + 碘染色，筛查 629 例无食管癌症状的酗酒者，经活检病理诊断鳞状细胞癌 21 例，全部为早期癌，检出率 3.3%。其中原位

癌 8 例、黏膜内癌 9 例和黏膜下浸润癌 4 例。两种方法对比，差异显著。

笔者团队于 1995～2000 年，采用内镜检查＋碘染色＋指示性活检的三重组合筛查技术，先后在河南和河北省食管癌高发区进行 4 次筛查，共筛查 40～69 岁居民 3022 例，结果如表 1.1。

表 1.1 3022 例内镜筛查活检的组织学诊断

组织学诊断	例数	比例（%）
正常鳞状上皮	831	27.5
鳞状上皮棘皮症	286	9.47
鳞状上皮萎缩	2	0.06
基底细胞增生	283	9.37
轻度食管炎	101	3.34
中度食管炎	39	1.29
重度食管炎	13	0.43
轻度异型增生	676	22.37
中度异型增生	506	16.75
重度异型增生	153	5.06
异型增生不能分型	1	0.03
鳞状上皮原位癌	100	3.31
黏膜内鳞癌	11	0.36
浸润性鳞癌	20	0.66
总计	3022	100.00

经活检病理诊断为鳞状细胞原位癌和浸润癌共 131 例，检出率为 4.33%。癌前病变发现的比例亦相应提高。轻度、中度和重度不典型增生共发现 1335 例，达 44.2%。同时显示，轻度、中度和重度不典型增生，在发展过程中有递减的趋势。这种递减的趋势，颇似金字塔式演变。

近十年来，在食管癌高发现场继续观察研究内镜检查＋碘染色＋指示性活检方法筛查食管癌的可靠性。这一时期，筛查 6000 余例，在随访十年的观察中，尚未发现筛查漏诊患者。这项观察结果是可信的，因为高发现场食管癌研究基地，限定在拥有 20 万人口的相邻的四个乡镇，有专职随访员每月入户随访，随访工作要求严谨，信息准确。现场研究任务之一就是探索食管癌筛查和早诊的最佳方法，目的是建立一个可以广泛适用的群体筛查的模式，并将其推广至全国，以便早期发现、早期诊断和早期治疗，降低食管癌的死亡率。

内镜检查＋碘染色＋指示性活检的筛查方法，文献上各家报道不一，敏感度91%～100%，特异度40%～95%。应该说，这是一个敏感度和特异度都很高的筛查方法。

综上所述，目前食管癌筛查和早期诊断的最佳方法，为内镜检查＋碘染色＋指示性活检（指碘染色阳性区）的组合操作技术。这是一组有效、实用和重复性很好的检查技术，可一次完成筛查和早诊两项任务，即一步到位。减少筛查步骤，节省时间，不失为高效且实用的食管癌筛查技术和筛查路线。目前，在卫生和计划生育委员会的领导下，由中国癌症研究基金会组织和实施的中国主要癌症的筛查及早诊早治活动中，该方法作为食管癌和食管胃交界部腺癌的筛查与早诊的模式，正在全国推广和实施中。

1.2 早期食管癌的症状学和早期诊断的临床警示

早期食管癌为临床前期状态，没有明显的临床症状，患者罕有主动到医院就诊的意愿。而门诊的接诊医生也很少有目的地询问，偶然有轻微的可疑早期癌症状。有些症状也无法与人们受到体内外环境变化影响，而致机体轻微异常反应的不适症状相区别。例如，偶然胸骨后或后背或腹部感觉不适，偶然下咽不顺或噎食或疼痛，或异样感觉等症状。正因为早期癌很少有引起患者自身甚至医生警惕的主诉症状，导致综合医院在繁忙的门诊工作中，要早期发现和早期诊断食管癌，确有困难。

食管癌主要症状是下咽困难。而下咽困难等症状主要由两种因素造成：一是因肿瘤的体积发展到一定程度，阻塞食管管腔，造成食管管腔狭窄，而致食物下咽不顺；二是因癌细胞广泛浸润食管管壁，造成食管壁僵硬，蠕动受限而致下咽困难。而早期食管癌是黏膜层病灶，不曾累及食管腔和食管壁而形成上述的病理状态。因而，也不能导致相应的症状和患者的痛苦，也就鲜有主动来门诊就医者。但少数较敏感的患者，由于早期黏膜病灶侵及范围较广和黏膜糜烂，可引起下咽不适和下咽时疼痛感，食用有刺激性的酸辣和粗糙等食物时尤为明显。笔者在过去30余年时间内，在高发区高危人群中，内镜筛查40 000余人，经内镜活检病理诊断为早期食管癌（包括部分重度不典型增生）者1470例（检出率为3.6%）。现在保存的临床病史和病理诊断资料完整者1080例。其中内镜检查前，主诉有下咽不顺或下咽疼痛者共98人，占9.07%。其余的90%受检者无任何症状，身体健康，正常生活和工作。而住院准备外科手术治疗的580例早期食管癌患者，在住院期间细问病史，533例（91.9%）偶尔有过下咽不畅、下咽疼痛、上腹隐痛、胸骨后隐痛或不适、背沉、呃逆和烧心等症状。这些症状的特点是间发性的，持续时间短，表现程度一般很轻,同慢性胃炎等常见病不易区别,常常被忽略。为什么住院前的患者主诉和住院准备手术治疗的患者主诉有如此差别?不排除与医生在询问病史时的暗示和诱导有关,以及与受医院环境、病友的痛苦和情绪影响等诸多因素,增加患者的思虑和精神压力有关。不管这些症状是否确定,均应正视与认真对待,或许这是探知早期食管癌的未知世界里的光标和警示信号。既然早期癌没有造成患者明显痛苦,症状少而轻,门诊就诊率很低,那么如何实现早诊早治,以降低食管癌死亡率呢?措施之一是广泛开展科普活动,普及肿瘤知识,提高人们对食管癌的认识和警惕,一旦有症状,积极就诊。或有针对性地进行健康检查,如食管和胃的内镜检查等。措施之二是开展高危人群内镜筛查,目的是早期发现、早期诊断和早期治疗食管癌。

门诊检查方面,稍早前,食管癌早诊以临床、影像学、细胞学和内镜检查等多项检查程序确定诊断。至于曾寄厚望于分子肿瘤标志物诊断方法,因其理想的标志物很少,且表达的特异性是相对的,检测结果也不稳定,仍需继续在临床上做观察,特别是前瞻性临床对照研究,为临床提供诊断依据。目前还没有实际的临床应用意义。因此,经多年探索和实践,目前临床上食管癌的早期诊断仍以内镜检查为主。

建议具有职业肿瘤警惕性的门诊医生,对下述几种情况,予以针对性问诊:①来自食管癌高发区的患者;②有肿瘤家族史者;③年龄40岁以上者;④有消化道症状者;⑤是否参加过"查体""健康咨询"等活动,情况如何。从诸多方面的蛛丝马迹中,捕捉早期癌的信息。如条件许可,有可疑症状的患者,应做上消化道内镜检查+碘染色+指示性活检,以明确诊断。

笔者于1991~1995年,在食管癌高发区河南省林州市(林县)姚村进行科研工作时,同时要为未参加科研队列研究的附近居民免费看病服务。在这段日常服务工作中,对40岁以上、有家族肿瘤史和上消化道症状的求诊者,有目的地为他们免费做内镜检查,5年间共查内镜748例。内镜检查+碘染色+活检病理诊断确诊为食管癌者共28例,检出率为3.7%。其中早期食管癌22例,占78.6%。均经食管外科切除治疗,切除标本病理检查报告证实诊断。这22例中的18例均作为慢性咽炎、食管炎和慢性胃炎等治疗过数年。诚然,这是食管癌高发区,发病率高,人们对食管癌的警惕性也高。但如果医生缺乏职业肿瘤警惕性,其结果会大相径庭。

目前尚没有综合医院门诊有计划地进行这项观察研究工作,因此没有这方面的数据。日常门诊特别是消化科,每天检查数量不等的上消化道疾病患者,部分患者按慢性胃炎、食管炎或慢性咽炎处理。多年来,我们经历过一些病例,如诊断为慢性食管炎和慢性咽炎,治疗几年,效果不明显,转到其他医院,依然如此,最后其中部分患者经内镜检查确诊为颈段早期食管癌。笔者曾经遇到一例80岁高龄科学家,因慢性咽炎,辗转各大医院5年,最后经内镜检查诊断为下咽部食管入口早期癌。早期食管癌可潜伏数年，不发展或发展很慢。具有职业肿瘤警惕性的医生，从处于冬眠状态中的早期癌和癌前病变的高危个体中，警觉地甄别并做进一步检查，有可能发现一批早期癌患者。例如，我们在林州市肿瘤医院调查门诊有关消化道肿瘤诊断的情况时，抽出 1998 年（只一年）全年的门诊内镜检查资料。当年做上消化道内镜检查 1599 例，仔细分析，其中因有上消化道症状来诊者 890 例，其中 738 例，即 83% 诊断为食管癌或贲门癌。无症状者 709 例，其中 23 例确诊为早期食管癌，发现率为 3.2%。后者仔细询问病史，多有轻微消化道不适症状，但无下咽不顺症状。只因生活在高发区，有防癌意识和要求。这些检查者家庭要富裕一些，因年龄较大和家族中或同村有食管癌患者之故而做内镜检查。可见，门诊工作中，医生的肿瘤警惕性是十分重要的。

近些年，由于国家经济发展，个人和家庭经济收入增加，社会公共卫生事业的进步，科普工作遍地开花，人们对防癌保健的认识明显提高。国家组织的防癌普查，遍及全国城市和农村，防癌意识渗入广大人民群众的思想和行动中。因此，防癌咨询、防癌查体、防癌讲座、防癌门诊和防癌筛查等活动逐渐增多和繁忙，从而促进了早期发现、早期诊断和早期治疗。这必将提高食管癌患者的生存率和降低死亡率，实现控癌的愿望指日可待。

1.3　早期食管癌的内镜诊断

自 20 世纪 80 年代广泛应用内镜检查和碘染色以来，发现了大量癌前病变和早期食管癌病例。使癌前病变和早期食管癌的临床诊断与治疗研究工作得以迅速发展。目前内镜检查俨然成为食管癌诊断方法的首选甚至是唯一选择。内镜诊断的优点：①直接观察食管黏膜病灶的形态和性状；②经食管黏膜碘染色发现和确认病灶性质、部位、边界和范围，并能发现尚未显露、肉眼观察不到的癌前病灶；③在碘染色阳性区进行指示性多点活检和病理组织学诊断研究（诊断的金标准）。总之，一次内镜检查可完成形态学和组织学诊断两项任务。

为了容易发现早期食管癌和癌前病变的病灶，推荐内镜检查时采用"进镜观察"法。上消化道内镜检查时，内镜医生通常采用"退镜观察"法，即内镜推入胃内，然后慢慢后退内镜，边退边观察，直至退到食管入口处。本书介绍的操作规则是内镜进入食管入口，则开始慢慢推进内镜，边给气，边推进，边观察，如发现异常则记录和照相，即为"进镜观察"法。因为早期黏膜癌灶，表现为轻微黏膜损伤，食物残渣等容易附着在粗糙的黏膜病灶表面和周边。常常衬托出病灶的形状和范围，表现为癌灶存在的"原始状态"（图 1.1 ～ 图 1.6，共 3 例，分别显示进境前、染色前后表现）。

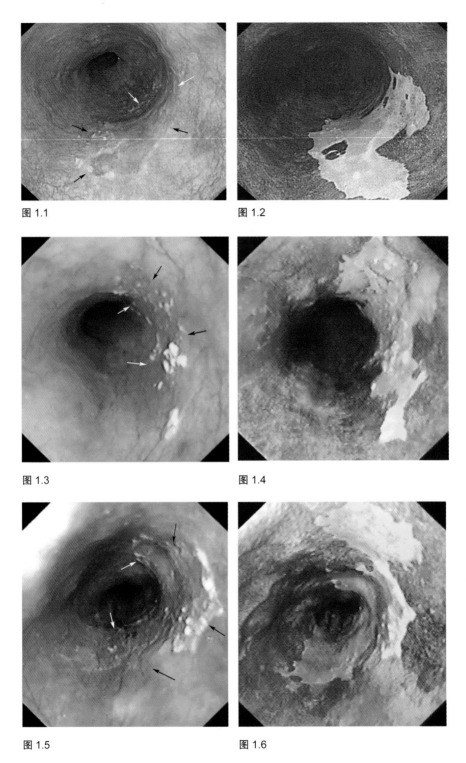

图 1.1

图 1.2

图 1.3

图 1.4

图 1.5

图 1.6

　　图 1.1 ~ 图 1.6　共 3 例，显示进镜观察有食物残渣附着病灶的"原始状态"和碘染前后表现。

而"退镜观察",则由于插入和拉出内镜时,镜管两次与食管黏膜接触摩擦,黏膜病灶的表面和周边附着物被擦掉,则观察不到病灶存在的"原始状态"。如果不进行染色,有可能漏诊,因为有些轻度颜色改变的病灶容易被忽略,这不免为操作之遗憾(图1.7 ～图 1.12,共 3 例,分别显示退镜观察、染色前后的病灶表现)。

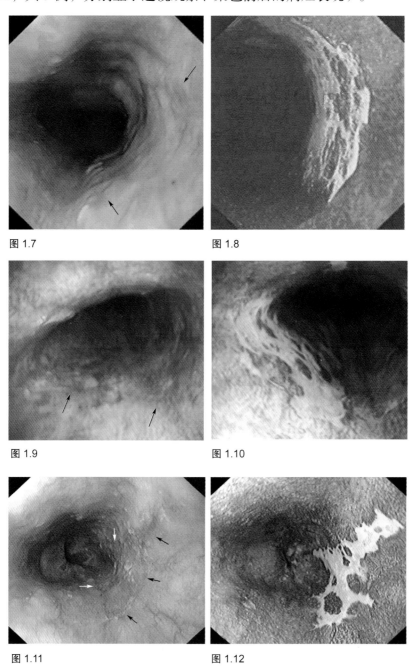

图 1.7

图 1.8

图 1.9

图 1.10

图 1.11

图 1.12

  图 1.7 ～ 图 1.12 共 3 例,显示退镜观察附着物被擦掉时病灶的状态和染色前后表现。

　　为了寻找和认识早期癌灶，前面已详述"进镜观察"法的必要性。同时，还想提醒注意另一项颈段食管黏膜的异常"黏膜灶"。在内镜插入食管入口时，宜特别注意，应聚精会神地观察食管入口和颈段食管黏膜状态，因为距门齿 15 ～ 18cm 段常有胃黏膜异位灶。我国的发病率在 0.3% ～ 0.4%。表现为边界清晰、锐利，大小不等，单发或多发，圆形或椭圆形的红色黏膜病灶。胃黏膜异位症是良性的黏膜灶，但少数病灶可演变为狭窄、穿孔甚至发展成颈段食管腺癌。在表面麻醉的情况下，内镜在食管入口处时，患者不易忍受，反应强烈，不利于观察。当然在采用全麻时，由于画面稳定，容易观察。无论如何，在内镜进入食管入口后，应设法将推进内镜速度放慢，观察一下颈段食管黏膜，切勿错失良机。如发现异常，应尽量活检，如病理报告为腺黏膜上皮，可诊断为食管颈段胃黏膜异位症（图 1.13 ～ 图 1.18）。颈段胃黏膜异位症并非罕见，笔者科研团队在河北省磁县和邯郸筛查时其发病率为0.42%。但一般内镜检查漏诊率较高。因为内镜在颈段时患者反应强烈，检查者插入内镜时，常常快速通过食管入口，待内镜到达距门齿 20cm 以下，患者反应稳定时，开始观察食管黏膜。而当内镜检查结束退出食管时，在内镜退到距门齿 20cm 处，检查者常常快速拔出内镜。由于跳跃式的"快速进镜"和"快速拔镜"，均跳过颈段食管。如是，食管入口至距门齿 20cm 处的一段黏膜为检查者的观察"盲区"。因此，盲区内的病灶易被漏诊。这也是我国内镜检查研究的文献中，鲜有食管入口区"黏膜红斑"（inlet patch）报告的原因。

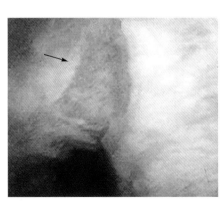

图 1.13

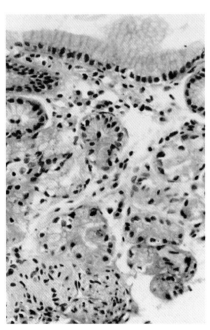

图 1.14

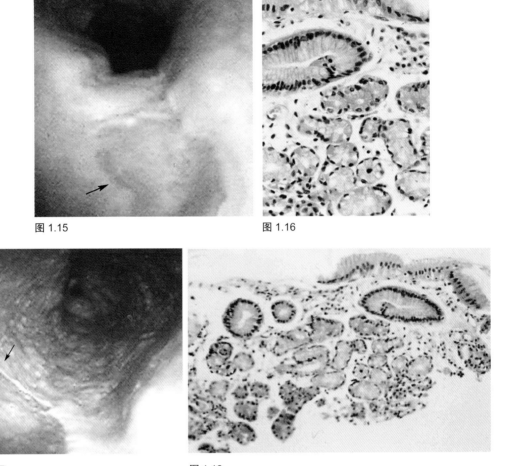

图 1.15

图 1.16

图 1.17

图 1.18

图 1.13 ~ 图 1.18　共 3 例，显示颈段食管胃黏膜异位症的内镜观察和活检的正常腺上皮组织切片图像。

内镜观察早期食管癌黏膜改变有三种特征性表现：

（1）局部黏膜颜色改变。主要表现为红色区域和白色区域。部分区域食管黏膜呈局限性边界清楚或不甚清楚的红色，病灶较平坦或呈粗糙混浊状，一般见不到黏膜下血管网（图 1.19 ~ 图 1.28）。此类病灶经碘染和活检诊断，多半证实为癌前病变和食管炎症。白色区域或称白斑（图 1.29 ~ 图 1.38），教科书上记载食管黏膜白斑发病率为 5%。笔者在对 40 岁以上群体进行内镜筛查食管癌时，曾有计划地随机观察一组 300 例受检者食管黏膜白斑的存在情况。经直接内镜观察，碘染色前后对比和活检病理诊断结果的综合资料显示，有食管黏膜白斑者共 233 例，其发病率为 77.6%。其余 67 例未发现肯定的白斑。食管黏膜白斑形态不一、大小不等、多发或单发，常为散在

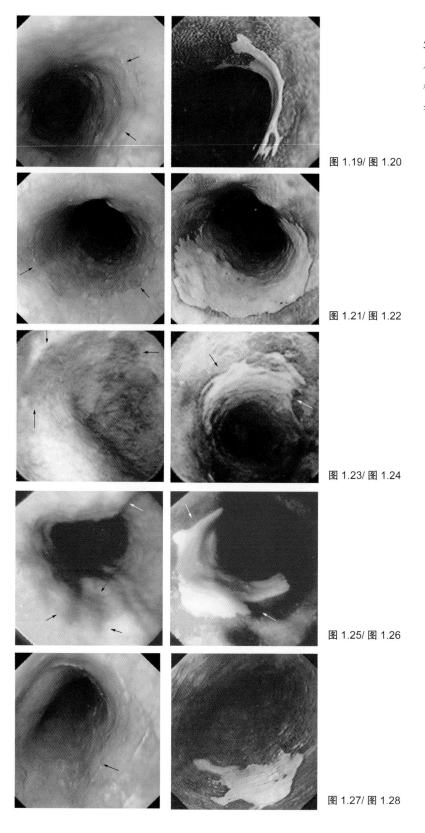

图 1.19/ 图 1.20

图 1.21/ 图 1.22

图 1.23/ 图 1.24

图 1.25/ 图 1.26

图 1.27/ 图 1.28

图1.19~图1.28　共5例，显示碘染色前后的局限性红色黏膜病灶，活检报告为重度不典型增生和原位癌。

图1.29～图1.38　共5例，显示单个和双发黏膜白斑。活检报告为正常鳞状上皮。

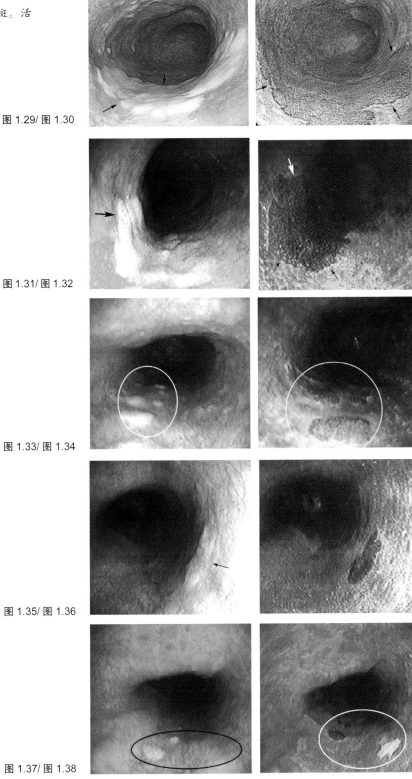

图 1.29/ 图 1.30

图 1.31/ 图 1.32

图 1.33/ 图 1.34

图 1.35/ 图 1.36

图 1.37/ 图 1.38

平坦的灰白色斑点和斑片，少数为稍隆起的斑块。许多病例，因病灶小、颜色淡，直接内镜观察不易发现。但碘染后呈深棕黑色（因白斑细胞的含糖量高于正常鳞状上皮细胞的含糖量）斑点，并常常与淡黄色（碘染阳性灶）的黏膜"异灶"间在，如星星般散布或镶嵌在黏膜面（图1.39～图1.42）。深棕黑色灶为"过染相"，活检标本经组织学特殊染色证实为糖原细胞。淡黄色灶经活检，病理报告为不同程度的不典型增生或食管炎。

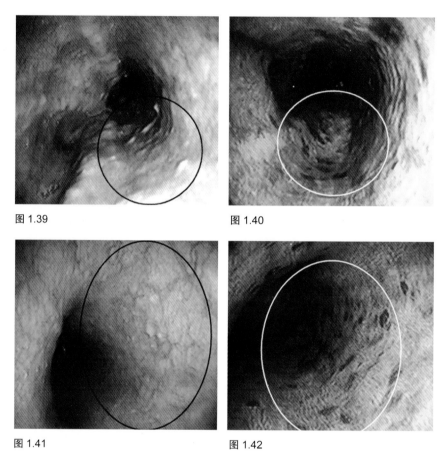

图 1.39

图 1.40

图 1.41

图 1.42

图 1.39～图 1.42　选取 2 例，显示散在点状白斑，活检报告为正常鳞状上皮。

（2）黏膜增厚、混浊和血管网结构紊乱（图1.43～图1.50）。食管癌起源于黏膜上皮层，经基底细胞单纯增生及轻度、中度和重度不典型增生，直到癌变，致使黏膜上皮层增厚。正常食管黏膜上皮呈半透明状，内镜下可清楚地观察到黏膜下血管网，血管纹理分布均匀且有一定的结构。当黏膜上皮因某种病变，如炎症或癌变累及时，将失去透明性而变得混浊，遮掩黏膜下血管网。这种增厚的黏膜上皮同

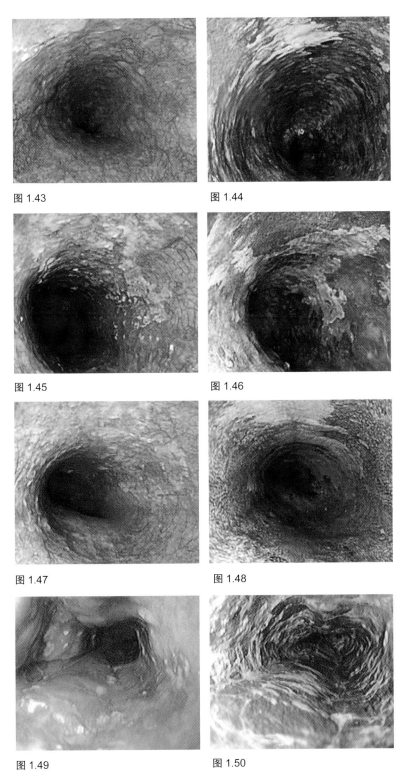

图 1.43

图 1.44

图 1.45

图 1.46

图 1.47

图 1.48

图 1.49

图 1.50

　　图 1.43～图 1.50　选取 4 例，显示食管黏膜增厚状态。活检报告为中度或重度不典型增生。

周围正常黏膜上皮对比，在内镜下观察，清楚可辨。这类病灶在内镜下呈灰白色片状斑块，黏膜呈混浊增厚状。周边可见正常黏膜下血管网或被混浊增厚的黏膜病灶遮挡而显示为血管呈中断现象（图1.51、图1.52）。碘染色时，呈边界清晰的黄色区。这种病灶属很早期的表现，是食管癌发生发展过程中，始发时期的一个过渡状态，临床观察到的机会不多。在高发区大人群内镜筛查时，可能有机会观察到这种现象，因为这时可以暴露千百人癌症发展过程的各个时期的"截面"之故。笔者在食管癌高发区，内镜检查时观察到癌症发生的初始阶段，黏膜下血管纹理变化与食管黏膜癌变状况有一定的关联。但因观察量少、经验不足，尚不能阐述其规律。这里只是提供个人工作体会，供同行在研究食管癌早期诊断时参考。

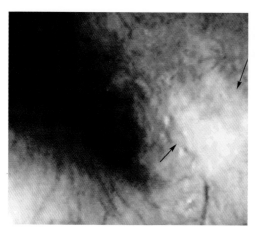 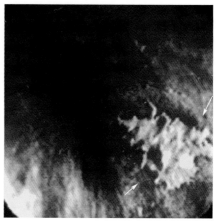

图 1.51   图 1.52

图 1.51、图 1.52　显示局部黏膜增厚，遮断血管现象。碘染前后图像。活检诊断为重度不典型增生。

（3）黏膜形态改变。黏膜癌变继续发展，则呈现黏膜形态改变，形成各种不同形态的病灶，例如，糜烂、斑块、结节和粗糙不规则等早期癌病灶。继续发展会形成不同状态的肿瘤、溃疡、狭窄和息肉等中晚期食管癌。

1）糜烂：糜烂灶是早期食管癌最常见的形态，占60%~70%。它的特点是食管黏膜呈局限性或大片状，失去正常黏膜结构的红色地图样糜烂灶 (图1.53~图1.62)。通常边界清楚，病灶稍凹陷或平坦，底部见不到血管网，呈混浊、增厚、粗糙、颗粒状、组织脆和易出血等。有时与其他病灶并存。部分糜烂灶是非癌性的炎症（如结核性、病毒性和其他非特异性糜烂与溃疡等）或外伤等，宜注意鉴别，碘染色后将有不同表现。早期癌将呈阳性反应即深黄色，与周围棕黑色的正常黏膜对比十分鲜明。应在病灶区内准确地多点活检以取得组织病理学确诊。

2）斑块：局限性灰白色的稍隆起于黏膜 1 ~ 2mm 的斑块，常常同其他病灶共存。小则为 1 ~ 2cm 的单个斑块，大则融合成片，范围不等。此类斑块特点多为表面不光滑、不规则，呈现粗糙、微小颗粒或点状糜烂，与表面光滑的白色稍隆起于黏膜白斑不同。碘染后（白斑呈棕黑色的过染相），经活检病理学诊断可以鉴别性质（图 1.63 ~ 图 1.72 示斑块型病灶）。

3）结节（或称息肉型和乳头型）：结节状病灶指直径 <0.5cm、高出黏膜 2 ~ 4mm 的单个孤立黏膜病灶（图 1.73 ~ 图 1.79 示结节型病灶）。个别息肉型病灶，向腔内生长，长径可达几厘米，但基底部只累及黏膜固有层或黏膜下层（图 1.80，大体标本像）。结节表面呈粗糙或小糜烂点状，质脆、易出血。碘染后病灶呈黄色（阳性），有时其周围黏膜为不典型增生，亦呈黄色（阳性）。但在大片糜烂或斑块等早期癌的癌野内出现单个或多个结节，这是癌发展过程中的一种生长方式，不属此型。有时癌旁出现单个或多个黏膜结节，谓卫星病灶，系多点起源或壁内转移现象。

4）黏膜粗糙：指局部或成片食管黏膜粗糙、增厚、不规则或砂纸样，失去正常食管黏膜光泽（图 1.81 ~ 图 1.88）。这种改变当内镜在食管腔内较快地进退移动时，易被忽略，不像糜烂和斑块等病灶易被发现。内镜检查时注意在食管收缩和舒张两种状态下，对比观察黏膜状态，这时较易发现。在高发区高危人群中比较常见，常常称之为高危个体的"食管黏膜背景状态"，碘染色可帮助确定诊断。内镜观察研究发现，根据早期食管癌食管黏膜病变发展的过程和表现的不同形态，可归纳为 4 个类型，即早期食管癌内镜观察分型。

A．平坦型（flat type）：意即无凸凹改变，与食管黏膜平行的黏膜病灶。包括黏膜颜色改变和黏膜粗糙不规则等状态。碘染色可确定病灶范围和性质。此类型多为重度不典型增生和原位癌等，偶尔也见到黏膜内癌。此型占 5% 左右。

B．糜烂型（erosive type）：红色黏膜糜烂灶是早期食管癌内镜观察时最常见的早期癌病灶形态。多为癌前病变、黏膜内癌和黏膜下浸润癌。此型占 70% 左右。

C．斑块型（plaque type）：此型也是早期食管癌比较常见的稍凸起的黏膜病灶形态。多为原位癌、黏膜内癌和黏膜下浸润癌。此型占 20% 左右。

D．乳头型（papillary type）：乳头型或称结节型和息肉型。特点是肿物直径 < 0.5cm，主要向食管腔内生长。个别病例也有较大的瘤体，多为黏膜内癌和黏膜下浸润癌，偶有癌肉瘤。此型较少见。

关于早期食管癌内镜分型，国际上尚无统一的分型方案，日本使用的数字符号式分型〔即 0- Ⅰ，0- Ⅱ（0- Ⅱa，0- Ⅱb，0- Ⅱc），0- Ⅲ型〕，被多家研究机构选用。笔者仍喜欢沿用我国常用的形态分型法，优点是直观、形象、具体和实用，容易用文字描述和理解，且文字描述的类型和形态，与其同时在读者大脑中的成像是一致的。

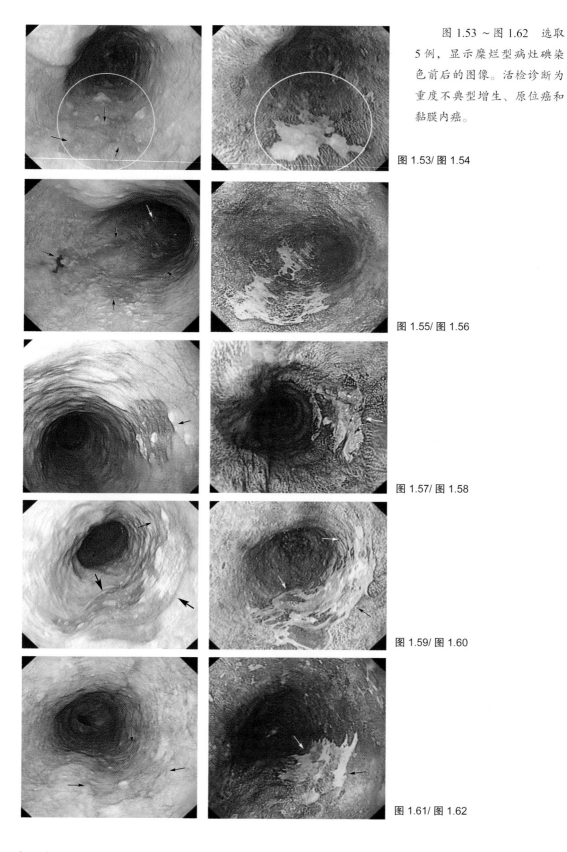

图 1.53～图 1.62　选取
5 例，显示糜烂型病灶碘染
色前后的图像。活检诊断为
重度不典型增生、原位癌和
黏膜内癌。

图 1.53/ 图 1.54

图 1.55/ 图 1.56

图 1.57/ 图 1.58

图 1.59/ 图 1.60

图 1.61/ 图 1.62

图 1.63 ～ 图 1.72　选取 5 例,
显示斑块型病灶碘染色前后的图像。
活检诊断为原位癌或黏膜内癌。

图 1.63/ 图 1.64

图 1.65/ 图 1.66

图 1.67/ 图 1.68

图 1.69/ 图 1.70

图 1.71/ 图 1.72

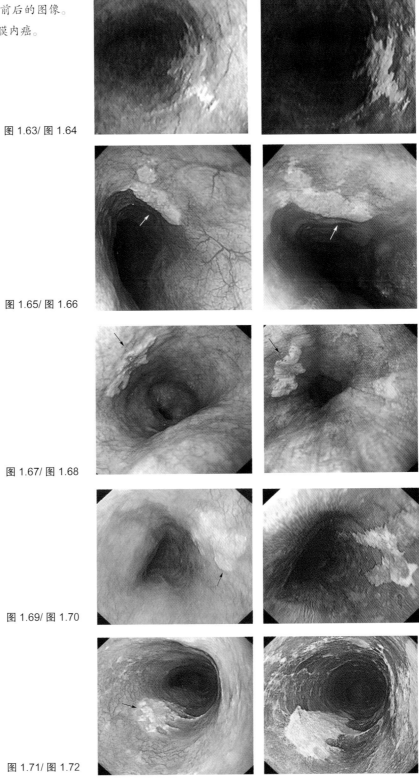

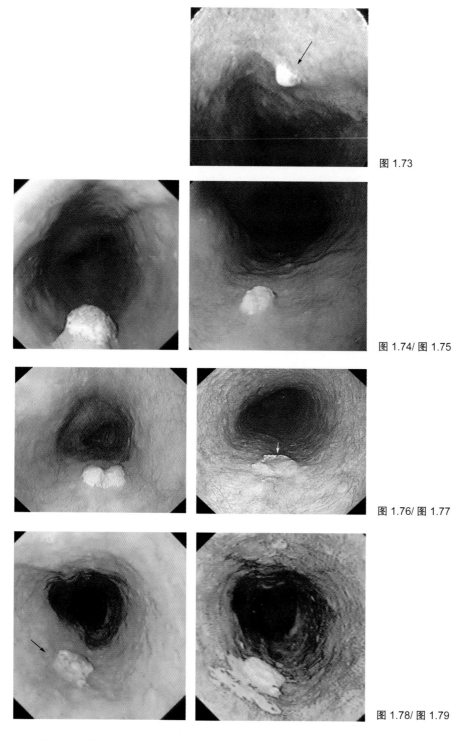

图 1.73

图 1.74/ 图 1.75

图 1.76/ 图 1.77

图 1.78/ 图 1.79

　　图 1.73 ~ 图 1.79　选取 6 例（图 1.78 和图 1.79 为同一例碘染色前后图像），显示结节型病灶。活检报告为黏膜内癌或鳞癌组织。

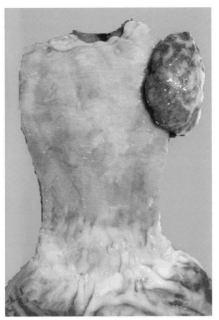

图 1.80　显示息肉型病灶大小为
3.5cm×3.0cm×1.8cm（大体标本）。
病理报告为黏膜下浸润癌。

内镜检查时，记录病灶的方法：纵向按病灶上下缘距门齿的距离，从 $x$cm 到 $y$cm；横向按时钟的顺时针方位，记录病灶右缘和左缘各在几点钟方位。这样记录可以框出病灶的位置、形状和范围。比如记录描述为距门齿 25 ~ 28cm，3° ~ 7°（点钟）方位大片红色糜烂灶。记录时钟数字时，通常在右上角加一个圈，以示几点钟，如 3° ~ 7°。随诊内镜复查时，可按此记录的上下左右的数字，找到原发灶位置，观察研究原来病灶黏膜的治疗或演变情况。

内镜检查记录，除文字记录描述外，最好在记录表上画一简单线条模式的示意图，显示病灶的位置、形状和范围。一个简图，常常代替许多文字描述或口头讲述，很形象，具有一目了然之效。

1.4　早期食管癌黏膜染色法的应用和早诊率的提高

食管癌早期发现和定位，往往会遇到困难。因为有些很早期的黏膜病变（特别是癌前病变），尚无明显形态改变，内镜视觉观察不易辨认或不准确。因此，采用特异的黏膜染色法，识别早期黏膜癌灶、定性、定位和确定范围。另外，寻找和发现早期微小黏膜癌灶及各型癌前病变，笔者采用的食管黏膜染色法有两种：甲苯胺蓝染色法

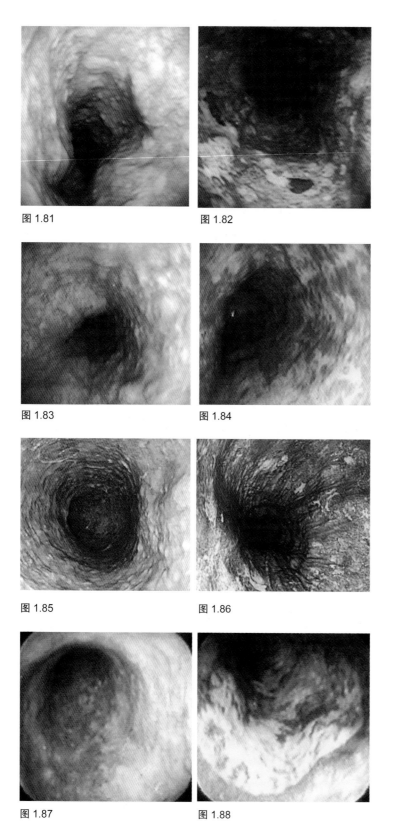

图 1.81

图 1.82

图 1.83

图 1.84

图 1.85

图 1.86

图 1.87

图 1.88

图 1.81 ~ 图 1.88　显示黏膜粗糙碘染前后图像。活检报告为重度不典型增生或原位癌。

和碘液（Lugol 液）染色法。

1.4.1　甲苯胺蓝染色法

利用 1% 甲苯胺蓝溶液，染色食管黏膜癌变的上皮细胞，以便容易识别和确认早期癌灶的存在与状况。20 世纪 70 年代，诊断食管癌主要依据食管拉网细胞学、X 线钡剂造影和内镜检查。虽然，1970 年开始应用纤维内镜检查，早期诊断率有所提高，但内镜检查经验不够，尽管细胞学诊断阳性，可是内镜检查却未能明确病灶状态，无法确诊和定位。因此，临床工作者开始探索和寻找解决方法。1976 年 5 月开始在中国医学科学院肿瘤医院驻河南林县食管癌研究基地进行内镜下早期食管癌的甲苯胺蓝染色研究与实践。

操作方法：在内镜检查时，将一喷洒染料液体的塑料管，从内镜活检通道插入食管腔。从食管入口向下到食管胃交界区（或从下向上），喷洒 1% 甲苯胺蓝溶液20ml。然后，用清水自上向下冲洗，并吸出食管腔内的残留液体和染料，边冲边吸，直到干净为止。自上向下仔细观察管壁黏膜有无局限性蓝色着色区。如发现，则记录其着色深浅、边界、范围、形状和有无卫星病灶。在着色区咬取活组织检查，咬取的组织块以带有蓝色为准 (图 1.89 ~ 图 1.94 示甲苯胺蓝染色图像)。

典型着色的标准应为病灶染成深蓝色，并有清晰和锐利的边界。着色的浓淡和均匀程度常有差异，而锐利的边界则更有意义。于 1976 ~ 1989 年，应用甲苯胺蓝染色法，研究早期食管癌的诊断和定位。当时，食管癌筛查采用食管拉网细胞学方法，对细胞学诊断阳性者，需要病理学诊断和准确定位，以满足外科和放疗科治疗之要求。这项研究工作，一是为临床治疗之需，二是研究染色法识别早期食管癌的敏感度和提高早诊率的效果。1980 年在《中华医学杂志》上报告应用效果。1985 年，利用拉网细胞学筛查的机会，强化本课题的研究。组织拉网细胞学阳性者 316 例和阴性者 136例，共 452 例，进行内镜检查和甲苯胺蓝液食管黏膜染色法研究。结果显示细胞学阳性的 316 例中，270 例甲苯胺蓝染色阳性，阳性率为 85.4%（270/316）。270 例中 213例经活检病理诊断为浅表黏膜癌和癌前病变，诊断率为 78.9%（213/270）。细胞学诊断阴性的 136 例中，9 例甲苯胺蓝染色阳性，阳性率 6.6%。活检病理报告，轻度、中度和重度不典型增生各 1 例，其余阴性。甲苯胺蓝染色法的优点：方法简便，不增加受检者痛苦，可以做到病灶定位和确定范围，进行指示性活检的作用。不足之处是对早期癌灶的显示不满意、不明确，特别是对癌前病变。因此，当 1990 年采用碘染色后，两种染色法的比较，特别是在鲜明性和准确性方面，甲苯胺蓝染色法大为逊色，故逐渐被弃用。有的学者用蓝染和碘染双法套染，即先碘染后蓝染。笔者应用过这项方法，感觉意义不大，也没有必要，因为碘染已完全满足食管癌早期诊断的需求。

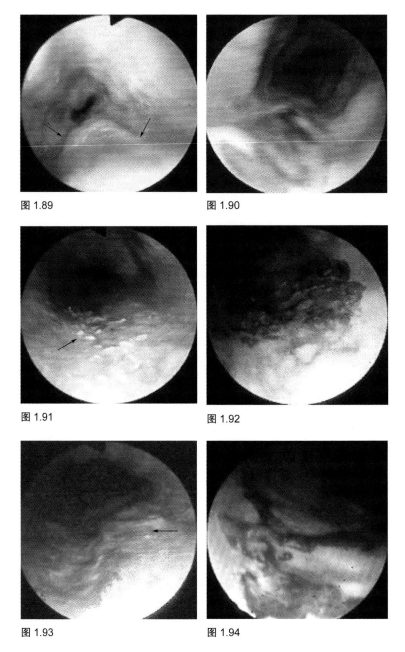

图 1.89

图 1.90

图 1.91

图 1.92

图 1.93

图 1.94

图 1.89 ~ 图 1.94　显示 3 例甲苯胺蓝染色前后病灶图像。活检报
告为中度或重度不典型增生。

　　甲苯胺蓝染色的机制尚无定论，大多数学者倾向于核亲和学说。认为癌细胞核内
的 DNA 和细胞质内的 RNA 对染料比正常细胞有更强的亲和力。观察发现癌细胞核浓
染，细胞质内有染色颗粒，说明甲苯胺蓝染色与核染有关。一般可使 4 ~ 5 层食管黏
膜表层癌细胞着色。在染料浓度、剂量、染色时间和冲洗方法相同的条件下出现着色

深度不同的现象，这可能同核的数量和核的密度，即核内 DNA 含量有关。因此，从着色的浓淡，可粗略估计恶性程度。

1.4.2 碘液（Lugol 液）染色法

食管黏膜碘液染色法的敏感性、鲜明性和识别度，优于甲苯胺蓝染色法，因此更为内镜医生青睐。20 世纪 60 年代以前，碘染色应用于子宫颈鳞状上皮癌癌前病变和早期癌的诊断。80 年代被移植到食管鳞状上皮早期癌和癌前病变的诊断，并迅速普及，广泛应用。发现大量早期食管癌、微小癌和癌前病变，引发早期食管癌和癌前病变的诊断与治疗方法的变革。

碘染色法引入中国诊断早期食管癌始于 1981 年。IARC 的 Crespi 教授同中国医学科学院肿瘤医院驻林县医疗队合作，于 1981 年在林县内镜筛查食管癌时，开始试用碘染色法。到 1991 年，将碘染色法正式列入国家"八五"食管癌攻关课题中的一个次项目。经 5 年在高发现场应用和实践研究，获得成功。1995 年在《中华医学杂志》上发表应用结果。当 1996 年科技部验收国家课题研究结果时，获国家"八五"科技攻关重大科技成果奖。从此，碘染色法从林县食管癌高发现场，迅速推广至食管癌高发地区，并逐渐推广至全国。

碘染色是利用碘遇到糖原起化学变化，变成黑褐色的作用，应用于医学诊断。正常的鳞状上皮细胞内含有大量糖原（如食管黏膜鳞状上皮、口腔黏膜鳞状上皮和子宫颈鳞状上皮等）。当碘液涂抹到鳞状上皮黏膜时，正常的鳞状上皮变成黑褐色，但癌和癌前病变的黏膜不变色，而呈碘的本色即黄色，是因为癌变的鳞状上皮细胞内糖原被癌细胞耗尽之故。碘染色，使碘遇到正常鳞状上皮细胞染成黑褐色（称碘染色阴性），而遇到癌变上皮不变色，仍为碘本色，即黄色（称碘染色阳性）。两种颜色对比，泾渭分明，极易识别 (图 1.95 ~ 图 1.104)。这种原理和应用方法，无论用于体内组织(内镜下)、离体标本或甲醛溶液浸泡过的标本 (图 1.105 ~ 图 1.108)，均可产生同样效果。碘染色可显示早期黏膜癌灶的位置、大小、范围、边界状态和癌变的程度，并可使尚无形态改变或视觉不易发现的已癌变的黏膜上皮病灶和各型不典型增生及原位癌等癌前病变清晰显露，即所谓的"碘扫描"。而且常常可观察到染色后比染色前的病灶范围增大现象，这是因为癌灶周围黏膜的癌前病变染色后显形所致。

碘染色的操作过程与内镜检查同时进行，方法十分简单，但要求操作严谨，保证质量。碘染的效果如何是质量的标准。在内镜插入食管并进行全面观察后，将内镜退至食管上括约肌处。用特制喷管，从内镜活检通道插入食管腔，从上括约肌处开始喷洒 1.2%（或 1.5%）碘液 10 ~ 20ml。边喷洒边推进内镜直至食管胃交界处，

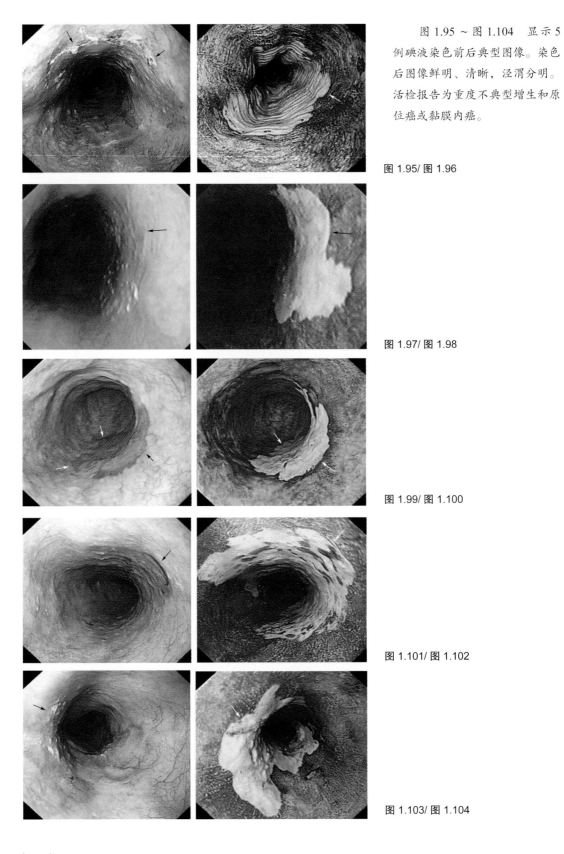

图 1.95 ~ 图 1.104　显示 5
例碘液染色前后典型图像。染色
后图像鲜明、清晰，泾渭分明。
活检报告为重度不典型增生和原
位癌或黏膜内癌。

图 1.95/ 图 1.96

图 1.97/ 图 1.98

图 1.99/ 图 1.100

图 1.101/ 图 1.102

图 1.103/ 图 1.104

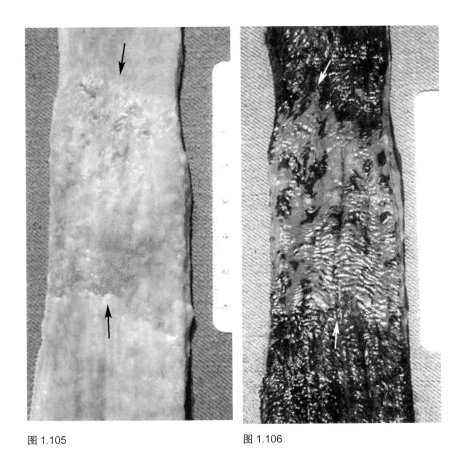

图 1.105　　　　　　　　　　　　图 1.106

图 1.105、图 1.106　显示离体标本碘染情况，病理报告为原位癌。

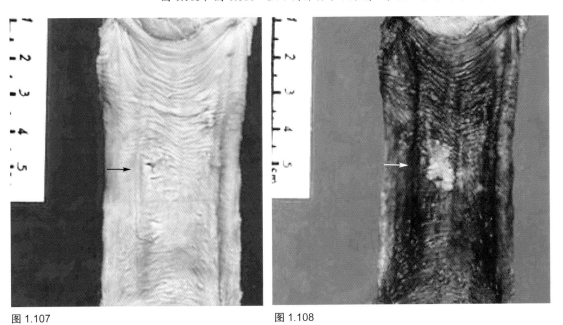

图 1.107　　　　　　　　　　　　图 1.108

图 1.107、图 1.108　显示离体标本甲醛液浸泡后碘染情况，病理报告为黏膜内癌。

喷洒到全食管黏膜上（也可以自下而上，即从食管胃交界处逆行向上喷洒）。如喷洒不满意，可以重复。随后用净水冲洗并吸出存留在食管腔内的液体。仔细自上而下或自下而上观察食管黏膜颜色改变。正常鳞状上皮染成棕黑色。但是，在实际工作中，多数病例染色后，正常食管黏膜为暗黄色，而达不到棕黑色，这可能与碘液浓度有关。不过，一般不主张用高浓度碘液，避免副作用（顺便提一下，缺碘问题研究很多，但高碘问题研究不多，高碘的副作用了解很少，故慎用高浓度碘液为佳）。1.2% 浓度的碘液，完全能满足早期食管癌和癌前病变诊断的需要。癌变的鳞状上皮染成深浅不同的黄色区，即阳性改变。记录其部位、大小、分布、黄色的色调（深浅度）和边缘状态。同时照相记录，必要时录像。在黄色区内咬取活组织检查（即指示性活检），直径在 2 ~ 3cm 的病灶，至少咬取 2 ~ 3 块组织。若有多处黄色区，每块可疑灶均应咬取活检，以确定病变累及范围。碘染后 3 ~ 8 分钟，逐渐退色。如未观察清楚，可再染一次或单独染可疑病灶。退色后如发现粉白色区（图 1.109、图 1.110），通常预示癌变程度较重。在粉白色区咬取活检时，组织较脆，提示高度可疑为癌前病变或早期癌。应用碘染色进行全食管黏膜鳞状上皮"碘扫描"：任何部位的食管黏膜有异常分化的，即使是小片鳞状上皮细胞，均有可能与碘接触后发生化学反应，出现黏膜颜色改变，从而被发现。这里提醒一点，任何时候、任何情况下，应用碘染色后，操作结束，内镜一定要再次进入胃内，吸净胃内残留碘液。切记，不要遗漏这一步骤！目的是尽量减少患者对碘的吸收。

自从应用碘染色方法以来，发现大量各型不典型增生，这对研究食管癌发生发展的规律，提供了十分重要的资源、依据和启发。例如：碘染后发现，在大片生癌野内，常有小块正常鳞状上皮镶嵌，这对食管黏膜鳞状上皮细胞癌变是单点抑或多点起源的方

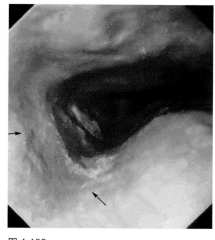
图 1.109

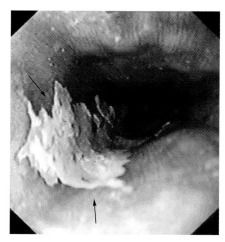
图 1.110

图 1.109、图 1.110　显示碘染退色后呈粉白色图像，活检报告为黏膜内癌。

式观察很有启示。正确应用碘染色技术，其敏感度可达 95%～100%，大大提高了食管癌的早诊率。碘染色为食管癌早期诊断贡献颇丰。

附 : 1.2% 碘液配方和制作

碘 12g，碘化钾 24g，蒸馏水 1000ml，混匀。用 8 层纱布过滤，装瓶，备用（注：碘不溶于水，溶于碘化钾。故先用碘化钾溶解碘后，再加蒸馏水）。

1.5　食管黏膜碘染色图像和黏膜癌灶组织学的关系

早期食管癌和不典型增生 (癌前病变) 的黏膜在碘染色后，其不着色区的图像具有一定的特征和规律，同组织学诊断明显相关。在食管癌高发现场，内镜研究早期食管癌诊断时，对碘染色的黏膜图像与黏膜活检组织学诊断进行对照分析研究，证实了碘染色黏膜图像与黏膜癌灶组织学有密切关系。研究的过程如下：

在 1997～1998 年，笔者在河南省林州市和河北省磁县，对 40～69 岁年龄组的 4000 人进行了食管拉网细胞学初筛普查，筛出 1050 例高危个体，需进一步检查确诊。其中 867 例接受内镜检查，男 397 例、女 470 例。内镜检查术中，向全食管黏膜喷洒 1.2% 的碘液 20ml，行食管黏膜染色。主要观察不着色区（即黄色区或称阳性区），黄色的色调、着色的深度、视觉的感官性状和边缘状态等。将内镜直视观察的彩色图像特征归纳为 4 类：Ⅰ类，呈深黄色。病灶有隆起感，边缘锐利并有嵌入感，黄色退色后（2～8 分钟内）病灶呈粉白色。Ⅱ类，呈中黄色，介于深黄和浅黄之间。病灶平坦，边缘清晰。Ⅲ类，呈浅黄色。病灶平坦，边缘尚清楚或模糊。Ⅳ类，呈棕褐色，属正常鳞状上皮（图 1.111～图 1.140 示碘染图像Ⅰ～Ⅲ类）。

每例碘染色后，立刻按上述 4 类标准记录归类。每个黏膜病灶常规活检送病理检查，进行双盲对比分析研究。将病理组织学诊断报告与内镜下碘染色直接观察的图像类别进行对照，运用 SAS 软件 Spearman 相关系数及双向有序列联表进行典型相关及线性趋势检验的统计分析。全组 867 例内镜检查碘染色图像分类情况与活检组织学诊断的关系见表 1.2。统计处理时，病理诊断项中将癌和重度不典型增生两类合并，将正常、食管炎、棘皮症和基底细胞增生合并为一类，中度不典型增生和轻度不典型增生各列单类，共分为四类病理诊断。分析结果显示，食管黏膜病灶碘染色肉眼直接观察的图像类别，与病理诊断结果之间存在非常显著的正相关关系，即碘染色未着色部位越黄，其食管黏膜病变程度越重。食管黏膜碘染色与食管黏膜病变程度的病理诊断之间存在

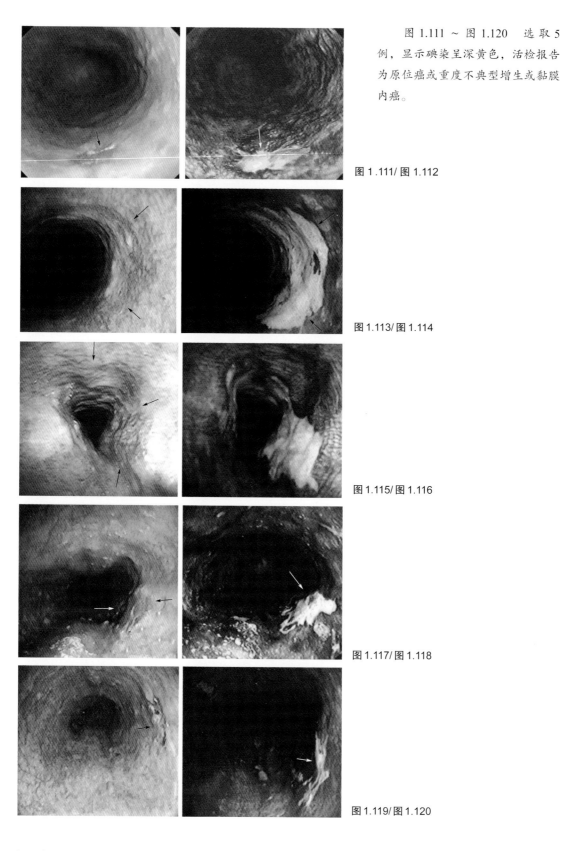

图 1.111 ～ 图 1.120 选取 5 例，显示碘染呈深黄色，活检报告为原位癌或重度不典型增生或黏膜内癌。

图 1.111/ 图 1.112

图 1.113/ 图 1.114

图 1.115/ 图 1.116

图 1.117/ 图 1.118

图 1.119/ 图 1.120

图 1.121～图 1.130　选取 5 例，
显示碘染呈中黄色，活检报告为中
度不典型增生。

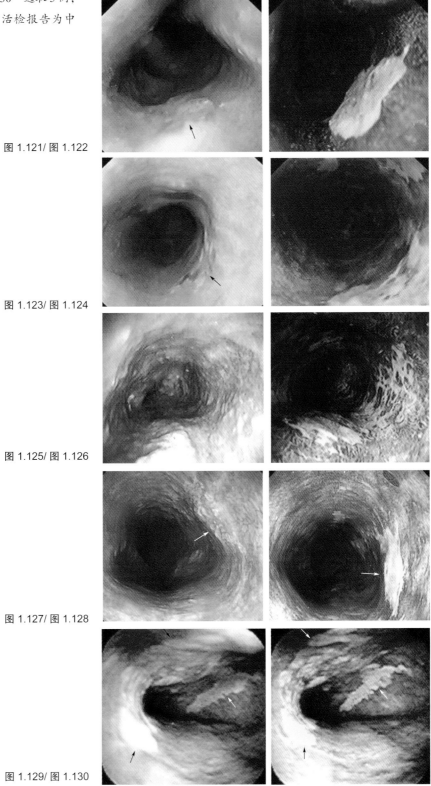

图 1.121/ 图 1.122

图 1.123/ 图 1.124

图 1.125/ 图 1.126

图 1.127/ 图 1.128

图 1.129/ 图 1.130

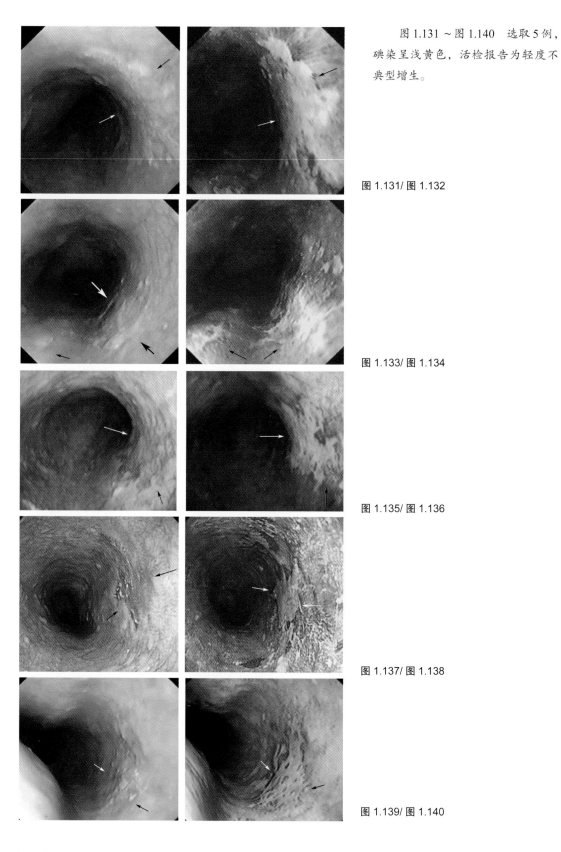

图 1.131 ～ 图 1.140　选取 5 例，碘染呈浅黄色，活检报告为轻度不典型增生。

图 1.131/ 图 1.132

图 1.133/ 图 1.134

图 1.135/ 图 1.136

图 1.137/ 图 1.138

图 1.139/ 图 1.140

非直线线性变化趋势。

　　碘染色根据碘与正常鳞状上皮细胞内糖原化学反应的原理，在不着色区呈现黄色的深浅，与鳞状上皮细胞内含糖原量及癌变细胞在黏膜表面的暴露程度有密切关系（表1.3）。鳞状细胞含糖原量的多少与细胞癌变程度有关，即细胞内含糖原量取决于细胞的分化程度。细胞在异型分化的过程中，分化程度越差，糖原含量越少，甚至消失。

表 1.2　碘染色图像分类与组织学诊断的关系

碘染色图像分类	组织学诊断								
	食管浅表黏膜癌	重度不典型增生	中度不典型增生	轻度不典型增生	基底细胞增生	食管炎症	棘皮症	正常	合计
Ⅰ	31	11	18	5	5	0	0	3	73
Ⅱ	7	19	55	30	8	16	3	11	149
Ⅲ		4	43	75	32	79	2	150	385
Ⅳ			2	16	15	52	4	171	260
合计 [a]	38（4.4）	34（3.9）	118（13.6）	126（14.5）	60（6.9）	147（16.9）	9（1.0）	335（38.6）	867（100.0）

a 括号内为百分比。

表 1.3　浅表食管癌和癌前病变碘染色图像变化的病理因素示意

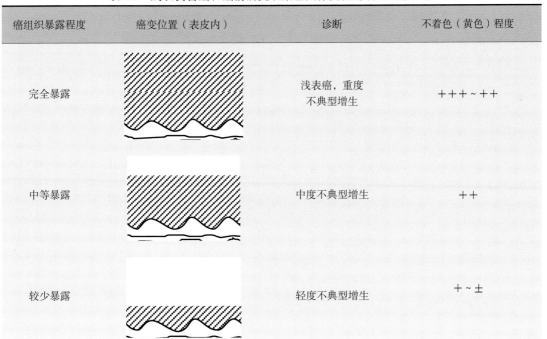

癌组织暴露程度	癌变位置（表皮内）	诊断	不着色（黄色）程度
完全暴露		浅表癌，重度不典型增生	+++～++
中等暴露		中度不典型增生	++
较少暴露		轻度不典型增生	+～±

碘染色随着鳞状上皮细胞内糖原的逐渐降低，其不着色（黄色）的程度也逐渐加深。癌和各类不典型增生的癌变程度不同，碘染色的程度亦各异。

癌变细胞在黏膜表面暴露的程度取决于黏膜上皮细胞癌变的程度。暴露程度不同，碘染图像亦不同。如表 1.3 所示，癌和重度不典型增生者，上皮全层完全暴露在黏膜表面，故完全不着色，呈深黄色；中度不典型增生者上皮层 2/3 异型，黏膜上皮尚有 1/3 正常鳞状上皮，未完全暴露在黏膜表面，故其碘染程度居中，呈中黄色；轻度不典型增生者，异型细胞只累及上皮层的下 1/3，其上方尚有 2/3 正常鳞状上皮细胞，其不着色程度显然较差，呈淡黄色。

本研究显示，在碘染图像的 Ⅰ 和 Ⅱ 类中，食管浅表黏膜癌和重度不典型增生共 68 例，占 94.4%（68/72）；中度不典型增生 73 例，占 61.8%（73/118）；轻度不典型增生 35 例，占 27.7%（35/126）。上述三组病变在碘染 Ⅰ 和 Ⅱ 类图像中大致呈 3 ∶ 2 ∶ 1（94.4%、61.8% 和 27.7%）的比例状态，这与碘染后图像形成的组织学原因是一致的。全组中度不典型增生属 Ⅱ 类图像者 55 例，占中度组的 46.6%；属 Ⅱ + Ⅲ 类图像者 98 例，占中度组的 83%（98/118）。轻度不典型增生组属 Ⅲ 类图像者 75 例，占轻度组的 59.5%；属 Ⅱ + Ⅲ 类图像者 105 例，占轻度组的 83.3%。由此可以看出轻度不典型增生和中度不典型增生两组互相演变和互相转归的复杂态势。基底细胞增生、食管炎、棘皮症和正常者共 551 例，属 Ⅲ + Ⅳ 类图像者 505 例，占该组的 91.6%，符合碘染色的机制。研究中还发现，少数病理报告食管黏膜正常和炎症者，碘染图像属 Ⅰ 或 Ⅱ 类；而另一些中度和轻度不典型增生者，碘染图像却属 Ⅲ 类或阴性。这种现象可能是活检技巧或活检部位不精确或者病理读片的标准不一致的缘故。但也不能除外碘染色的机制，仍有进一步研究的必要。分析碘染色图像类型与病理基础关系，可以看出，不同病理状态，碘染后的图像表现有一定的规律可循。可见碘染图像的不同是有其病理基础的。依据碘染色后图像的特征，大致可判断癌变程度，提高内镜观察的认知度。当然，最后诊断仍应根据活检的病理报告（金标准）。总之，碘染色有助于食管癌筛查、早期诊断和早期治疗等工作，应予以充分应用。

1.6　食管癌癌前病变及其演变规律

对食管癌癌前病变的认识是一个漫长而曲折的过程。人们试图找到和认识每一种癌症的癌前病变，以便预防和提前治疗。慢性食管炎、食管黏膜白斑症和 Plummer-Vinson 综合征等食管疾病曾被认为是食管癌的癌前病变。但多年来在食管癌高发地区，进行数次超过 20 余万居民的筛查显示，Plummer-Vinson 综合征十分罕见，而慢性食管炎和白斑症是频发和常见的食管疾病。经 30 余年在高发现场的观察和研究，它们同病理诊断报告为正常食管黏膜组比较，累计癌变率没有差别，似与食管癌发病无因果关系。20 世纪 90 年代以前，人们关注食管脱落细胞学研究，认为细胞学重度增生（SS Ⅱ）是癌前病变。随着内镜检查方法的进步和发展，内镜活检和病理组织学研究的广泛开展，经高发现场随诊观察，对食管癌癌前病变有了进一步的认识。对比细胞学和活检病理学的研究发现，细胞学重度增生和病理组织学的重度不典型增生不是同一概念。细胞学诊断的重度增生是一个不确定的群体，随诊观察 5 ~ 8 年，癌发生率 15% ~ 20%。而病理诊断为重度不典型增生的病例比较稳定，随诊 5 ~ 10 年的癌变率为 65% ~ 74%。因而普遍认为，对病理诊断为重度不典型增生的病例，应视为食管癌癌前病变。自 20 世纪 90 年代以来，笔者的科研团队在食管癌高发区，对食管癌癌前病变进行了有计划的深入观察和研究。采取整群抽样方法，在 40 ~ 69 岁居民中，利用直接内镜检查＋食管黏膜碘染色＋指示性（指染色阳性区）多点活检的方法分批筛查 8024 人。经严谨的活检病理组织学研究，随诊 10 年，结果显示：各类鳞状上皮细胞不典型增生之间及不典型增生与癌之间，存在着密切相关的演变规律。

1.6.1 鳞状上皮细胞不典型增生的演变趋势

食管鳞状上皮细胞癌是由其癌前病变，即鳞状上皮细胞不典型增生逐渐发展，由轻至重，量变到质变，长期演变的结果。食管癌整个病程为 10 ~ 20 年（据高发现场观察的资料，从确诊为早期食管癌，自然发展到死亡的时间）。待发展到浸润癌，并不同程度地阻塞管腔或僵化管壁时，才出现吞咽困难症状。食管癌的癌前病变是鳞状上皮不典型增生，经轻度不典型增生—中度不典型增生—重度不典型增生—原位癌（图 1.141 ~ 图 1.145）。继续发展为累及不同深度的浸润癌。笔者在河南林州市高发现场观察一组 682 例前瞻性研究队列，随诊 15 年结果显示：基底细胞增生及轻度、中度、重度不典型增生和原位癌的累计癌变率分别为 15.0%、25.0%、46.7%、78.3% 和 75.0%，食管癌的发展过程由此略见端倪。 在食管癌高发区的高危人群中，经内镜筛查活检病理研究资料表明，各类不典型增生和癌的发现率为：轻度不典型增生 12% ~ 24%；中度不典型增生 8% ~ 12%；重度不典型增生 3% ~ 5%；鳞状上皮细胞癌 (包括原位癌)2.5% ~ 4.5%。笔者在 2003 年曾报告内镜＋碘染色筛查 3022 例的结果，活检病理诊断为轻度、中度、重度不典型增生和癌的发现率分别为 22.4%、16.7%、5.1% 和 4.3%，与上述资料的数据基本符合（说明：笔者团队在高发现场工作 30 余年，内镜筛查数十次，各次筛查的人数不同，人群背景不同。有的经过细胞学初筛浓缩，有的是未经初筛的自然人群，因此各次筛查发现的各型癌前病变的百分率是不完全一样的。书中不同章节应用的数字也不相同。但是，癌前病变演化的总体趋势是相同的）。食管鳞状上皮轻度不典型增生演变到中度、再到重度不典型增生，继而发展成癌，犹如金字塔式演化，逐级递减，向塔尖（癌）演进（图1.146）。

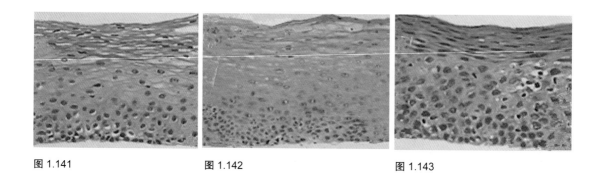

图 1.141　　　　　　　图 1.142　　　　　　　图 1.143

图 1.141 ~ 图 1.145　组织切片示由鳞状上皮基底细胞增生到轻度不典型增生再演变到中度和重度不典型增生，直到原位癌的过程。

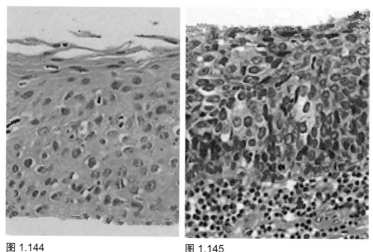

图 1.144　　　　　　　图 1.145

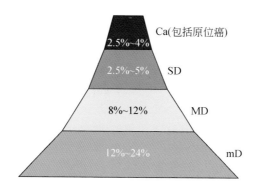

图 1.146　食管黏膜各级鳞状细胞不典型增生发展成癌的演化态势（Ca. 癌，包括原位癌；SD. 重度不典型增生；MD. 中度不典型增生；mD. 轻度不典型增生）。

这些观察资料，展示了食管癌漫长而渐进的发展过程的各个节点，初步阐明了癌前病变向癌的发展趋势和规律。内镜筛查高危人群时，可发现数量不等和程度不同的癌前病变人群，即轻度、中度、重度不典型增生和原位癌。对它们可采取不同的防治对策，降低食管癌的发病率。对食管癌自然发生发展过程的认识，不仅为食管癌筛查和早诊早治提供了科学依据，而且对基础科研有重要的参考价值。

1.6.2　癌前状态和癌前病变

食管鳞状上皮轻度和中度不典型增生在高危人群中比较常见，它们的存在和演化过程不稳定，在多种因素的作用和影响下，或逐渐逆转，或停滞，或经过长时间反复进退变化，最终演变成重度不典型增生。而重度不典型增生是比较稳定的病变状态，逆转的机会和比例较小，进展的可能性较大。但病变演化的速度和程度因人而异，宜密切观察。在高危人群中，重度不典型增生和原位癌的发现率同为 2% ~ 4%，是食管癌的后备群体。因此，轻度和中度不典型增生可视为"癌前状态"，而重度不典型增生和原位癌应视为"癌前病变"。

1.6.3　癌前状态的处理原则

所谓癌前状态，意即尚未进入癌前病变阶段，具有不稳定和双向演化的特点。它们可自发或经干预而逆转，因而它们是采取阻断等预防措施的最佳时期和阶段。如在此时期给予药物或环境等因素的干预，有可能促使其逆向分化，恢复正常，达到预防的目的。特别是轻度不典型增生，在药物干预下，反应明显。已为高发现场的药物干预研究结果证实。

观察表明，中度不典型增生人群中， 20% ~ 30% 经过反复演变后发展为重度不典型增生。一旦发展为重度不典型增生，逆转的可能性较小。因此，中度不典型增生是采取措施预防食管癌的关键阶段。

中度不典型增生有三个演化方向： ①病变稳定，多年不变；②逆转为轻度不典型增生或正常；③继续发展，演化成重度不典型增生。如何发现和确诊第③部分人群，是一项十分有意义和十分重要的研究工作。我们寄希望于分子生物学方法，甄别这部分人群，并给予相应的阻断治疗，斩断食管癌发生的链条，彻底降低食管癌发病率，那将是食管癌防治工作的重大进步。在研究食管鳞状上皮的轻度和中度不典型增生时，病理诊断标准非常重要。试想，食管癌防治是对大人群分组进行阻断治疗。对研究设计要求严谨，对研究结果的期望值颇高。如果由于病理诊断不同、分组不同、预防药物不同，导致防治结果不同，将十分遗憾。因此，诊断标准的制定和认同值得重视。笔者曾有过下文所述的经历，在这里提示一下，读者应引以为戒。20世纪90年代，在一项国际合作研究课题中，一组880例食管癌内镜筛查的活检病理切片，请两国两个权威肿瘤病理中心，对同一批活检标本切片进行双盲读片。甲中心报告，轻度和中度不典型增生的诊断率分别为30.9%和21.4%，而乙中心报告分别为14.7%和12.1%，结果相差成倍。而对重度不典型增生和癌的诊断率，结果相近，相差无几。可以认为，轻度和中度不典型增生是癌前状态发展过程中不成熟和不稳定的过渡阶段，读片时出现认识上的差异可以理解。当然，制定清晰明确的诊断标准还是必要的。

1.6.4　癌前病变的处理原则

上述于1987年在高发现场进行的一组682例的前瞻性研究表明，重度不典型增生同原位癌发展成浸润癌的危险度基本相同（关于原位癌的处理，将在有关章节内讨论）。鳞状上皮重度不典型增生，在病理组织学上同原位癌相差甚微。原位癌为鳞状上皮全层被异型增生细胞所取代，而重度不典型增生的上皮表层还残留少许分化成熟的表层细胞，这就是两者危险度近似的组织病理学基础，其生物学行为也相近。基于上述认识，对重度不典型增生病例应予重点关注，积极采取对策。治疗重度不典型增生是超前治疗食管癌的新概念，它可以"铲除"食管癌的"后备"群体，使食管癌的发病率下降。治疗重度不典型增生的有利之处，还在于有治愈的希望。而且治疗方法简单易行，治疗费用少，痛苦小。治疗重度不典型增生，宜采用内镜下局部微创治疗，如各种黏膜切除术 [如 EMR（endoscopic mucosal resection）和 ESD（endoscopic submucosal dissection）等]，氩离子热凝固术及激光治疗等方法。通常推荐黏膜切除术，因为可以整块切除病灶并有完整的标本供病理研究。而其他治疗方法多是破坏性的操作，没有标本供病理诊断。笔者不建议用食管切除手术治疗重度不典型增生，虽然文献上有少数报导，重度不典型增生病例，经手术切除效果很好。因为从病理学角度看重度不典型增生还不是癌；况且外科手术本身有一定的风险和不测事件。食管切除手术有发生并发症和后遗症的可能，给患者增加痛苦。如果发生这些情况，可能在社会上产生误解、争议甚至纠纷。

综上所述，根据在高发现场多年的观察和研究发现，食管癌发生发展过程为：鳞状上皮基底细胞增生—轻度不典型增生—中度不典型增生—重度不典型增生—原位癌—浸润癌。这一过程中，会受到各种因素的影响而激活、促进、抑制或延缓病变进程。因而食管癌演变的时间，或长或短不等，一般为10～20年或更长。在此过程中，轻度不典型增生是一个活跃、不稳定的群体，应该采用药物或环境因素干预处理，影响其分化方向。重度不典型增生和原位癌基本是一个较稳定和很少逆转的阶段，应采取积极治疗措施。只有中度不典型增生或停留在原有阶段；或逆转返回到轻度不典型增生；或继续异型分化至重度不典型增生。这也是重度不典型增生病例的唯一来源。重要的是识别出那部分具有高趋向异型分化的中度不典型增生病例，给予适当处理，切断食管癌发生链，从源头上控制癌前病变逐步演变。笔者认为，研究并适当处理癌前状态和癌前病变是控制食管癌发生的重要措施。

1.7　食管癌在食管黏膜上最初起源点的观察和研究

恶性肿瘤是以细胞异常分化和无序生长为特征的一类疾病。肿瘤病因是复杂的，其发生发展是多因素、多阶段和多基因作用的结果。肿瘤病因是肿瘤发生的必需因素，但不是有了病因就一定得癌。正如，高发区人们接触同样的致癌物，但不一定每个人都患癌症。这中间还需要一定的发病条件。当然，这个条件也不是单一的，可能是多种多样的。基于笔者30余年在食管癌高发现场开展高危人群内镜观察食管黏膜上皮的演化情况，发现食管黏膜白脊的形成及其演变的结局，逐渐领悟，这可能是食管癌初始起源的发病条件或至少是发病条件之一。本节依据笔者多年对高危人群的内镜观察及对早期食管癌外科大体标本的观察和思考，试图阐述食管癌在食管黏膜上的最初起源点及其发生发展的来龙去脉和前因后果。当然，这是笔者一己之见，愿与同仁们共同探索。

1.7.1　食管黏膜白脊的形成及其演化

食管是一个起始于下咽部，止于食管胃交界处，约25cm长的肌性管状器官。内面覆盖着复层鳞状上皮黏膜。食管功能是接纳食物，负责输送食物入胃。食管也是可伸缩和舒展的弹性器官，内覆宽松的黏膜上皮。因此，在食管收缩时，宽松的黏膜上皮为适应收缩时狭窄的食管管腔而折叠、皱褶和聚拢，形成6~8条纵行黏膜皱襞，或称黏膜脊，呈辐辏状。当咽下食物时，食管规律地收缩和蠕动。这时，向内聚拢的多条纵行的辐辏状黏膜脊、脊背相邻，中央形成一条轨道式的通道，推送食物团前进。食物团紧密地夹附在诸条黏膜脊背中间，向胃内滑行。食物团前进时，接触的是聚拢的诸条脊背黏膜。流动的冷热无常的食物，经年累月地密切接触和摩擦刺激脊背黏膜，致使其产生保护性生理反应，脊背的局部黏膜上皮增生和增厚(类似手掌上老茧形成之理)。食管癌高发地区的人们，喜欢吃烫食。吃烫食成为一些人的饮食习惯，临床上询问食管癌患者病史时，常常听到患者回答"吃热食有点烫心但舒服"。高温食物反复刺激可形成烫伤性炎症，助长其生理性保护性黏膜增生和增厚反应，内镜观察表现为白色黏膜脊。内镜检查称其为食管黏膜白脊。随着年龄的增长，受生活方式和食物性状不同等因素影响，白脊的状态和数量亦不同。因摩擦刺激的程度不同，白脊表面会出现不同程度的黏膜创伤，烫伤和炎症病灶，内镜下表现为白脊表面局部红区或糜烂灶。虽然食管有 6 ~ 8 条黏膜脊，但并非全部黏膜脊背都能形成白脊。且白脊的病灶也是经常发生在局部，很少累及整条黏膜皱襞。这些现象可能与个体黏膜的敏感性和接触刺激物的机会、性质和程度有关。在高发现场的研究队列中，观察到形成 1 条黏膜白脊者占 60% 左右，形成 2 ~ 3 条黏膜白脊者占 25% 左右，形成 4 条以上黏膜白脊者较少 (图 1.147 ~ 图 1.162 示单条白脊，图 1.163 ~ 图 1.168 示全周白脊，图 1.169 ~ 图 1.176 示白脊伴红色病灶)。白脊形成者中，65% 位于食管中段，这与临床报告的第二狭窄（主动脉弓水平）处食管癌发病率高相符。因为狭窄关系，食物团与黏膜脊背的接触更紧密，刺激和摩擦更强，创伤的机会更多。历经反复摩擦，造成黏膜脊背上发生的损伤、炎症和糜烂，可能构成食管癌的发病条件，成为食管癌发病的最初起源点 (图 1.177 ~ 图 1.181)。笔者于 1985 ~ 1987 年，在太行山地区食管癌高发现场，对年龄 40 ~ 69 岁的高危人群，先后分 5 次进行，共实施 4562 人的内镜检查。除确诊为食管癌和贲门癌 192 例外，有黏膜白脊形成者 1808 例，占 41.37%（1808/4370)。显示为单纯白脊者 461 例，占 25.5%（461/1808)。黏膜白脊的背部有黏膜损伤，显示为局部红区或糜烂灶者 1347 例，占 74.5%(1347/1808)。全部黏膜白脊病灶，活检病理报告为正常、炎症和各型不典型增生。从其余的无黏膜白脊且食管黏膜活检病理报告正常者，随机选出 2000 例，作为对照观察组，全部随诊至 2005 年共 20 年，共随诊 3808 例，随诊期间，平均每例内镜复查 3.2 次。随诊结果：461 例单纯黏膜白脊中 49 例发生鳞状细胞癌，癌变率为 10.6%。黏膜脊背上出现局部红区或糜烂的 1347 例中的 425 例发生鳞状细胞癌，癌变率为 31.55%。对照组 2000 例中 102 例发生鳞状细胞癌，癌发生率为 5.1%。各组差异明显，均有统计学意义（均 $P<0.01$)。

1.7.2 食管癌最初起源点在食管黏膜脊背上（即黏膜皱襞）

一般情况下食管 25cm 长、6 ~ 8cm 宽 (这些数字来自内镜观察和食管切除标本的测量)，这个数字有个体差异。食管黏膜的平面面积约为 200cm^2（25cm × 8cm)。在这 200cm^2 大小的黏膜平面上，肿瘤发生在哪个"点"呢？笔者认为它不是随意的，而是"有因而生，有迹可寻"的。含有物理（冷、热）、化学和生物等因素的食物团，从多条纵行的黏膜脊围成的中央通道通过，反复摩擦和创伤已形成白脊的脊背黏膜，进而形成炎症或糜烂等黏膜病灶（即黏膜脊背上的红色糜烂灶）。人体在生理上具有强大的自行创伤修复功能，在循环往复、日复一日的创伤—修复—再创伤—再修复的漫长岁月中，会发生一些不测的生物事件。在创伤后组织修复过程中，黏膜上皮细胞十分活跃，具有多向分化的潜质。每日进餐的食物中，含有各种化学致癌物质，如真

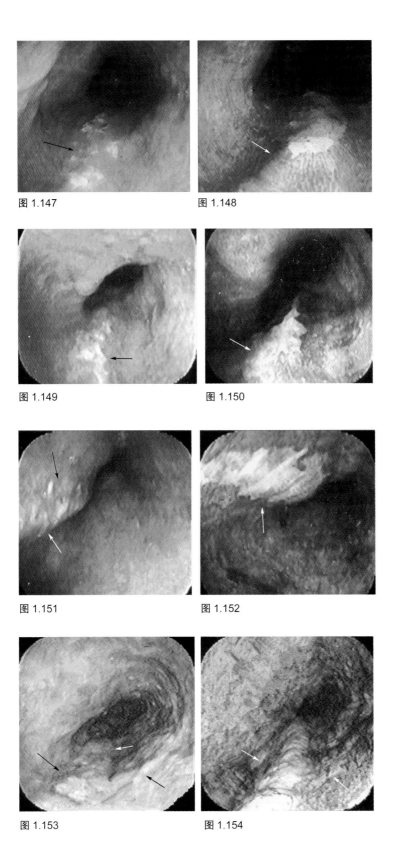

图 1.147

图 1.148

图 1.149

图 1.150

图 1.151

图 1.152

图 1.153

图 1.154

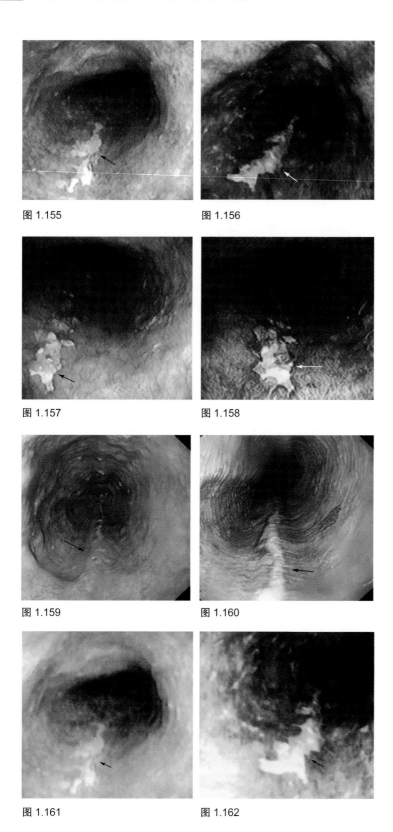

图 1.155

图 1.156

图 1.157

图 1.158

图 1.159

图 1.160

图 1.161

图 1.162

图 1.147 ~ 图 1.162　选取 8 例，显示食管黏膜单条白脊。活检报告为中度或重度不典型增生。

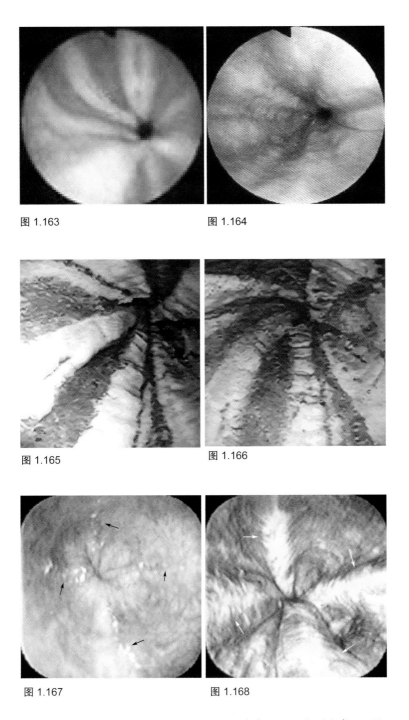

图 1.163   图 1.164

图 1.165   图 1.166

图 1.167   图 1.168

　　图 1.163 ～ 图 1.168　　选取 4 例，显示多条至全周黏膜白脊。活检报告为中度或重度不典型增生。

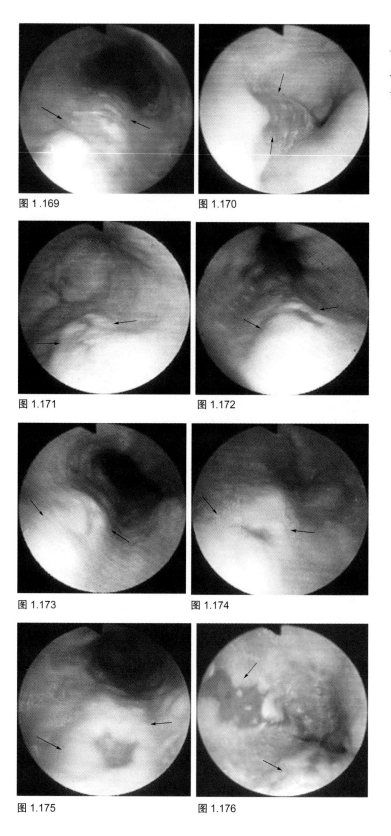

图 1.169

图 1.170

图 1.171

图 1.172

图 1.173

图 1.174

图 1.175

图 1.176

图 1.169～图 1.176　选取 8 例，显示黏膜白脊背上伴有红区或糜烂灶。活检报告为重度不典型增生和原位癌。

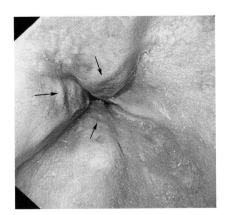

图 1.177

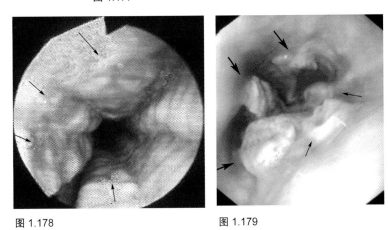

图 1.178　　　　　　　　　　　　图 1.179

　　图 1.177～图 1.179　显示辐辏黏膜脊背上环形的癌变病灶。活检报告为重度不典型增生，原位癌和鳞癌。

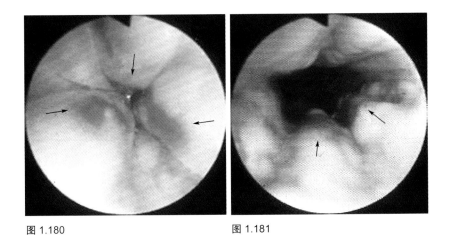

图 1.180　　　　　　　　　　　　图 1.181

　　图 1.180、图 1.181　显示辐辏黏膜脊背上环形的损伤病灶。活检报告为中度和重度不典型增生。

菌毒素、亚硝胺和多环芳烃化合物等，在创伤修复过程中，有可能参加进来，影响这些活跃的黏膜上皮细胞的分化方向，增加癌变的危险度。一组摄自食管中段的内镜照片显示，由于辐辏的黏膜脊背相邻，呈现环形黏膜脊背红色损伤病灶，继而进一步演化，发生环形的初始癌灶。可以清楚地表明，食管癌的最初起源点发生在食管黏膜脊背上（图 1.177 ~ 图 1.179 示辐辏黏膜脊背癌变图像）。从外科切除的早期食管癌大体标本上，可以佐证食管癌最初起源点在黏膜脊背上（图 1.182 ~ 图 1.191 示大体标本图像）。

内镜观察时，在碘染色后观察食管黏膜收缩相的黏膜脊的受损状态最为清楚。如果连续定期内镜观察，可以看到一些黏膜脊背上的红区病灶演变和扩展为大片红色糜烂灶。在高发现场内镜研究中，还看到所有浅表黏膜病灶，不管是孤立病灶或大片病灶，碘染后在黏膜收缩状态下，清楚地观察到病灶均发生在黏膜脊背上，并向周围浸润，延伸扩散而累及附近黏膜的状态。很少看到起源于黏膜脊间沟（两条黏膜皱襞间的沟）的早期癌灶。在高发现场的高危人群中，发病因素肆虐的环境下，进行食管黏膜白脊及其演化始末的观察可能是研究食管癌发生发展直接而有形的切入点。笔者相信食管黏膜白脊及其演化可能就是食管癌的发病条件，或是发病条件之一。这一内镜观察发现值得进一步研究，或许对食管癌的发生发展和早诊早治的研究有所帮助或启迪。

1.8　早期食管癌的自然生存率

众多临床研究报告，未经任何治疗的晚期食管癌患者，随访统计从确诊到死亡，平均生存时间约 8 个月。那么未经任何治疗的早期食管癌患者，随访统计从确诊到死亡的生存时间是多长呢？它的自然发展状态和结局颇受人们关注。

1985 ~ 1987 年，在食管癌高发区河南省林县进行的一组 4800 人抽样群体内镜筛查食管癌队列研究中，发现 132 例早期食管癌患者。本组早期食管癌诊断标准：①内镜观察为浅表黏膜病变，如糜烂、斑块和黏膜粗糙等表现。②病灶区多点活检，活检病理报告（金标准）为原位癌、黏膜内癌或鳞癌组织。所谓鳞癌组织，即咬取活检组织深度不够或组织块小而破碎，不易分类，但可以诊断为鳞癌者。

确诊的 132 例早期食管癌患者，在 25 年期间，平均每人内镜随诊复查 3.5 次。其间有 84 人发现病变有发展，经研究和动员，陆续接受治疗。余下 48 例，由于各种原因拒绝任何治疗。拒绝治疗的理由：①无任何痛苦症状，不同意治疗。②未影响日常生活和田间劳作，不同意治疗。③不相信自己得癌。④不愿意接受，由于治疗带来的

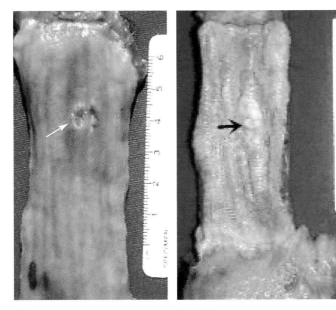

图 1.182

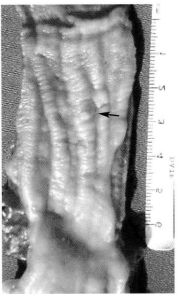

图 1.183

图 1.184

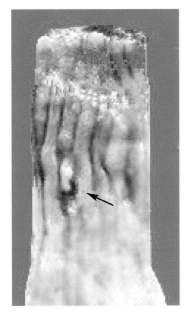

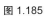

图 1.185

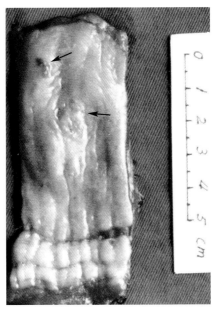

图 1.186

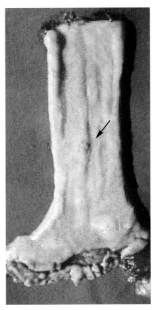

图 1.187

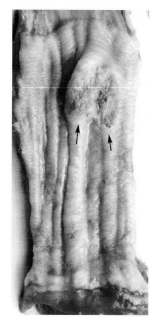

图 1.188

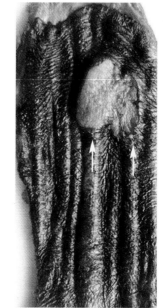

图 1.189

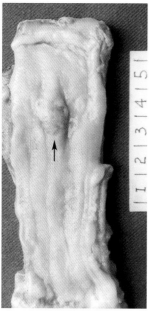

图 1.190

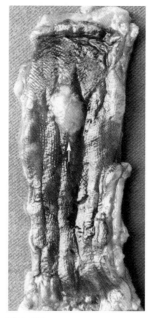

图 1.191

图 1.182 ~ 图 1.191 显示食管癌早期癌灶起源于黏膜脊背的大体标本图像。病理报告为原位癌和黏膜内癌。

精神、身体和经济上的负担。这一组 48 人作为研究早期食管癌自然生存率的素材，观察到 2010 年，持续 25 年之久。到 2010 年随诊节点时，仍有 5 例生存，占 10.4%。已死亡者 43 例，占 89.6%。43 例中，38 例死于食管癌，5 例死于非癌疾病。早期食管癌患者的自然生存情况以生存满 5 年、10 年、15 年、20 年和 25 年计算。计算结果：5 年生存率为 77.1%(37/48)，10 年生存率为 39.6%（19/48），15 年生存率为 25.0%（12/48），20 年和 25 年生存率相同，为 10.4%（5/48）（表 1.4）。

表 1.4　未经任何治疗的 48 例早期食管癌患者的 25 年随访结果

随访时间（年）	死亡例数		生存例数	比例（%）
	食管癌	其他疾病		
5	11	0	37	77.1
6 ~ 10	17	1	19	39.6
11 ~ 15	4	3	12	25.0
16 ~ 20	6	1	5	10.4
21 ~ 25	6	1	5	10.4

现仍生存的满 25 年的 5 例中，3 例内镜复查时所见黏膜粗糙糜烂状态，除面积增大外，其他性状同第一次内镜检查时的文字记录和内镜照片等资料比较略同。活检病理报告仍为原位癌，一般情况良好，生活工作如常。第 4 例，内镜复查发现由原来黏膜糜烂灶变为黏膜粗糙，活检 3 块组织，病理报告为轻度不典型增生。此例原诊断为原位癌，可能在演变过程中发生逆转。第 5 例，已 75 岁，拒绝内镜复查，原始诊断为原位癌，仍健在。前述 5 例患者，25 年前内镜筛查时，活检病理诊断均为食管鳞状上皮原位癌。本次成书前再次复查这些活检切片，诊断无异议。这 5 例原位癌的演化和归宿，对研究早期食管癌的同行们，可以提供些许参考。

在研究早期食管癌自然生存率时，应首先界定早期食管癌的定义。早期食管癌通常是指在外科切除的标本上，无淋巴结转移的黏膜内癌和黏膜下浸润癌，即 $T_1N_0M_0$ 期。这里研究的是在高发现场进行的内镜筛查人群，而确诊早期食管癌的标准是基于内镜下直接观察和活检病理诊断的结果。关于原位癌的处理，它本属于癌前病变，但由于可能咬取组织深度不够或生癌野内的癌和癌前病变的间在性，故存在诊断的不确定性。也就是说不能排除有浸润的可能，故纳入研究组进行前瞻性观察。关于活检组织块小或少或破碎等原因导致组织结构不清，诊断困难，但仍可诊断为鳞癌者，也归入早期食管癌研究组，随访观察。

分子生物学家认为肿瘤是细胞疾病，而细胞增殖行为的改变，即肿瘤发生的第一时间，无法得知。所以食管癌发生发展直至患者死亡的自然发展的全程时间，仍然是未知数。因为从发病到诊断的时间无从知晓。我们只能了解从临床诊断到死亡的时间。群体筛查的时间是固定的，筛查所得的资料是群体生命过程中，关于食管癌发病情况横断面上的全部信息。而发现食管癌患者个体，即为食管癌发展过程的"截"点，也就是诊断的时间。从截点上溯到发病这段时间是不知道的，但个体间应是不同的。从截点发展到死亡的时间也是各异的。因此，从发现至死亡的时间计算出来的自然生存率，是不完整的和不精确的。确切地说，其只能代表食管癌被发现（诊断的时间）至死亡的这段时间的存活率，而不是发生发展直到死亡的自然生存率。

食管癌的发生发展是癌细胞和宿主间长期连续与动态相互作用的过程，其间受各种因素的影响。食管癌从早期发展到晚期是个长期而缓慢的过程。如前所述，从群体筛查中发现诸多食管癌发展过程的截点，向前追溯到发病的时间点，其间的时间段应是不同的。假定食管癌发展有相对的规律，这种不同将决定从截点发展到死亡时间的长短。这就可以解释，早期食管癌患者自然生存时间不同的现象。如本文观察组 11 例（22.9%）患者，在开始 5 年内陆续死亡，且均死于食管癌。说明这些患者发病很早，而发现时间较晚，致使截点至死亡时间缩短。其余 37 例（77.1%）患者，或 5 年后逐渐死亡，且部分患者因其他疾病死亡；或在发病 15 年后，病灶仍在演变中，带瘤生存，说明这 37 例患者的发病时间靠近筛查时间，使截点至死亡的时间延长。

早期食管癌较长期处于冬眠状态（潜伏期）。对早期诊断和早期治疗十分有利。可以有较多时间，供临床医生选择合适的治疗时间和治疗方法。因此，对早期食管癌应负责任地定期进行内镜监测，根据病变发展情况决定处理方案。而不能缘于任何理由"过度治疗"，当然也不应无故"延误治疗"。唯有如此，才能使患者获得最佳的治疗效果和较高的生活质量。对任何治疗方法的效果评价，应充分考虑其自然发展的因素，这样评价才更有意义。

1.9 食管癌规模人群内镜筛查的经验和推广

依据 2006 年全国第三次死因回顾抽样人口调查资料，经过几十年的食管癌防治研究和实践，几乎所有开展过食管癌防治的高发县（市），食管癌死亡率出现明显下降趋势。这是个极好的征兆，证明在高发区开展群体筛查和早诊早治是正确的和可行的，而且是有效防治食管癌的策略。

1.9.1 降低食管癌死亡率的主要途径是早期诊断和早期治疗

早在 20 世纪 50 年代，已经提出早期诊断和早期治疗问题。但那时，受限于医学发展，对早期食管癌的认识模糊，认为症状轻、肿瘤小即为早期。经过半个多世纪广大医学科研人员的不懈努力，才认识早期食管癌的真面目。

我国食管癌早诊早治的研究和发展，从时间上应分为三个阶段：

第一阶段为 20 世纪 60 年代以前。以吴英恺教授 1959 年组织的在山西省太原市迎泽宾馆召开的四省一市食管癌会议为"界碑"。该次会议制定的早期食管癌诊断标准为：①患者一般情况良好；②有轻度下咽不顺或下咽疼痛；③能顺利进食半流质饮食；④ X 线食管造影显示肿瘤小于 3cm 者。受限于科技发展滞后，第一阶段对早期食管癌的研究主要是依据 X 线诊断。依靠与硫酸钡影像对比，判断肿瘤的存在与状态，应属于"间接诊断"时期。虽然已经应用金属（硬管）食管镜检查诊断食管癌很多年，但因其操作困难，插管技术难度较大，有一定的危险性，较难普及。靠镜管远端置微小灯泡，照明不足，视野狭小。只能观察肿瘤上端状态，作用有限。对早期黏膜病灶无能为力，难以发现。金属食管镜受限于性质和结构无法推广，只能作为消化内镜发展史上一段值得记忆的史话。

第二阶段为 1960 ~ 1990 年。河南医科大学病理科沈琼教授，在 1960 年发明"食管拉网细胞学检查法"，改变了早期食管癌的概念。经食管拉网发现癌细胞，但 X 线食管造影阴性或仅有轻度黏膜不规则征象。经手术切除治疗，外科切除标本病理检查，证实为食管浅表黏膜癌。这个时期属"细胞学诊断"时期，即早期食管癌以细胞学诊断为主流的时期。无论是高发区大人群筛查，还是各地医院门诊检查和临床检验诊断，细胞学检查在早诊方面起到了历史性的里程碑作用。

第三阶段是从 1990 年至今。内镜检查开始普及，食管黏膜染色法开始应用。早期食管癌诊断进入以内镜检查、碘染色和活检病理组织学诊断为依据（金标准）的"组织病理学诊断"时期。对早期食管癌和癌前病变有了新的认识和界定。1991 年在制定国家"八五"科技攻关食管癌课题中，本书作者的标书上写入了以内镜检查、食管黏膜碘染色和指示性活检的方法研究食管癌早期诊断和早期治疗。中标后，马上在食管癌高发地区，河南省林县和河北省磁县农村，广泛开展内镜筛查，研究食管癌早诊早治工作。经过 5 年努力，取得显著成功。1996 年在科技部组织的"八五"科技攻关课题成果评审验收会上，相关成果获国家"八五"科技攻关重大科技成果奖。从此，内镜检查、食管黏膜碘染色和指示性活检的组合技术成为食管癌筛查与早期诊断的主要方法，纳入国家食管癌筛查的公共卫生项目，广泛开展并推广至全国。

1.9.2　在高发现场开展食管癌早诊早治课题研究

"七五""八五""九五""十五"国家食管癌攻关课题，一直在食管癌高发区河南省林县（林州市）和河北省磁县的农村开展，采取整群抽样方法，动员 40 ~ 69 岁高危人群，以内镜检查、食管黏膜碘染色和指示性活检的组合技术进行食管癌内镜筛查的课题研究。在执行"九五""十五"国家食管癌攻关课题期间，同时进行同美国国家肿瘤研究所（NCI）合作研究食管癌早期诊断和早期治疗的国际协作课题。两个课题，同一组科研人员，在同一现场进行，并行不悖，相辅相成。课题研究的目的是探索和优化食管癌早诊早治的方法，大人群筛查的有效途径、技术路线和实施方案。

食管癌内镜筛查应在食管癌高发区进行。那里食管癌高危人群集中，检出率高，筛查效果好，有利于早诊早治的实施和研究。食管癌高发区在我国比较明确，如太行山地区、苏北地区、东南闽粤地区、川北地区和部分新疆地区等。关于人群（主要是年龄）的选择，基于过去多年经病理检查确诊的 1500 多例早期食管癌的临床资料分析，39 岁以下年龄段的人群只占 2.1%，90% 以上的病例在 40 ~ 69 岁年龄组。据此，确认 40 岁以上为高危人群。经多年多次筛查实践，课题组确定筛查人群年龄为 40 ~ 69 岁，涵盖高发区 90% 以上食管癌的易感人群。至于 70 岁以上的人群，尽管其食管癌发病率高，但总人口少，而且这个年龄段老年病发生率也高。加之筛查地点多为山区，环境条件复杂，老年人活动不便。对于这个年龄组群，筛查时应该同时给予健康关怀。如果他们主动要求检查，应予以照顾。但必须了解心脑血管疾病情况，以免发生意外。过去在筛查时发生过不测事件，应引以为鉴。食管癌内镜筛查属公益活动，人们健康而来，应高兴而回。如发生意外，处理困难且情况复杂，故对高龄老人参加筛查宜审慎为之。

通过多年持续在高发现场的课题攻关研究，积累了较丰富的食管癌早期诊断和早期治疗的经验，总结出了一系列适用于规模人群内镜筛查的程序和遵循的一些规定，为推广人群筛查奠定了理论基础和实施的依据与经验。

1.9.3　推广普及，开展规模人群内镜筛查和早诊早治工作，降低食管癌死亡率

据流行病学调查资料，中国是全世界食管癌发生率和死亡率最高的国家。2006 年全国第三次病因回顾抽样人口调查资料显示，我国食管癌死亡率仍居城市和农村恶性

肿瘤死亡顺位的第四位。

食管癌筛查和早诊早治项目，从科研成果推广至规模人群筛查的条件，如技术路线和实施方案已经基本成熟。建议政府在政策和资金上支持、工作上领导，故于2005年财政部和卫生部将该项目纳入中央补助地方公共卫生专项资金，并委托中国癌症基金会领导协调，从2006年开始实施。开始选择在高发地区河南省林州市和河北省磁县等6个省的8个县（市）实施。随着筛查和早诊早治工作经验的积累，逐渐扩展筛查范围。至2015年已扩至28个省的153个县（市）。筛查的常见恶性肿瘤也扩展为胃癌、肝癌、大肠癌和肺癌等多类肿瘤。在癌症基金会领导协调下，成立了包括流行病、消化内镜和病理科专家在内的专家组，并由专家组从现场工作经验和专业角度编写"食管癌筛查和早诊早治项目技术方案"。内容包括：筛查人群的选择，流行病学调查，内镜检查，病理诊断，早期治疗原则及各种调查和检查的表格等。方案中决定筛查方法统一采用内镜检查＋食管黏膜碘染色（浓度为1.2%～1.5%碘液水溶液）＋指示性（指碘染色阳性区）活检的组合技术方法。病理诊断标准：不典型增生或称异型增生，分为轻度、中度和重度不典型增生，原位癌，黏膜内癌，黏膜下癌和浸润癌。关于原位癌和重度不典型增生，在组织学上均属未突破基底膜的上皮全层癌变，均为癌前病变，其生物学特性和治疗原则基本一致。但关于原位癌，目前在临床上为了便于患者配合治疗，习惯于不称癌前病变，而是作为癌处理。

在高发现场实施大人群食管癌内镜筛查是一项组织困难和任务繁重的工作。我们在高发现场多年的探索经历和工作经验可供参考。

（1）宣传动员。防癌筛查工作是一项群众工作，宜首先取得地方政府、卫生部门和农村卫生所的通力合作。讲明食管癌筛查的意义和各种要求与安排。工作中遇到的各种情况，如何处理，应该取得各级领导和筛查队员的理解、支持和帮助。其次，按当地情况可召开村民大会或各层人群的宣传动员会。让人们了解食管癌筛查的意义，早诊早治的重要性，对个人的益处等，同时也起到科普作用。消除群众对内镜检查的顾虑和恐惧，增强防癌和治疗的信心，夯实思想认识的基础。

（2）准备筛查工作所需的资料和必备手续。联系户籍部门，抄录准备筛查的村镇40～69岁人口的花名册。然后，按着纳入计划的村镇和队组，分批登记，造表和编组。并将这些分批人名（包括队别）表格和检查计划交给村医生，要求按计划动员、组织和安排，按时分批到指定地点进行检查。

在宣传动员以后，愿意参加食管癌筛查者，必须在个人同意和认可的情况下，签署"知情同意书"完备合法的检查程序，方可进行内镜筛查。这里须强调，在医学上进行任何有创伤性检查，检查前必须有受检者本人或家属签字同意，履行合法手续后方可进行。"知情同意书"内容包括食管癌筛查的意义和重要性，参加筛查的获益和可能的风险，检查者的责任和义务（如检查资料的保密），受检者的权利（自由参加和自由退出）等。

（3）内镜筛查的物资准备和技术培训。食管癌筛查，特别是有关内镜检查的设备、器材、药品和各种消耗性物品，要准备充足，避免影响筛查工作的流程。培训拟参加食管癌筛查各个环节的工作人员，授以专业知识和服务素质要求。技术培训十分重要，这是高质量完成筛查工作不可或缺的步骤。

（4）内镜检查和记录。主要是上消化道内镜检查。要求有经验的内镜医生主导操作。应技术熟练，观察细致，减轻患者痛苦。活检部位要精准，深度最好达到固有层，标本大小要足够病理检查需要，不能太小或破碎而影响病理诊断，这里强调活检的重要性，因为病理诊断是"金标准"。

详细准确记录内镜检查的发现，描述黏膜病灶的状态。记录碘染色的过程和染色后的发现，最好画一简单示意图，一目了然。记录活检部位（纵向采用距门齿 $x$cm，横向采用顺时针方位记录法），咬取块数，活检后的黏膜状况等。

（5）活检标本和技术资料处理。活检标本咬出后，立即将组织块展平，使黏膜的基底层面贴附在滤纸上，置于 10% 甲醛溶液或 80% 乙醇溶液中固定，送病理科检查。如何确定活检部位是否正确？可在取出活检的组织块时，观察组织块的黏膜上皮面是否有碘液着色。

筛查工作所得的各类资料，包括流行病学调查、内镜检查和病理检查等记录、填写的表格、报告单等宜做出统计学处理，科学分析，存档待用。对各类癌和癌前病变讨论研究，分别制定对策和处理方法，并逐一向村医生和患者家属通报解释，说明处理方法和处理时间。践行食管癌筛查和早诊早治降低食管癌死亡率的承诺与责任担当。

1.10 氩离子热凝固术治疗癌前病变和早期食管癌的效果

氩离子热凝固术 (argon plasma coagulation，APC) 治疗方法的物理学原理为氩气在 APC 治疗探头与组织表面间的电场内被高频电压电离，呈高度离子化状态，导电的氩离子流（即 argon plasma）进入目标组织内，产生热能。APC 治疗实为高频电流经电离的氩离子流，进入组织内产生热能的一种电热治疗效应。因此，APC 的中文名称应为氩离子热凝固术，更接近物理学原理。

APC 治疗是一种不接触的烧灼，因此不会撕脱黏膜而致出血。烧灼时是动态的动作，可慢而不可停，以免损毁过多组织。APC 治疗的优点是自动控制热效应的深度＜3mm，但也取决于热凝的功率和作用的时间。APC 治疗不导致碳化，有利于愈合。不产生烟雾，净化治疗的微环境。不造成气化，可避免治疗薄壁脏器疾病时发生穿孔。

于 1994 ~ 2005 年，在高发区筛查的群体中，发现的 705 例癌前病变和早期食管癌中，171 例接受 APC 治疗。其中，包括食管鳞状上皮中度不典型增生 81 例，重度不典型增生 56 例，原位癌 23 例和黏膜内癌 11 例。随访 5 年，随访率 100%。随访期间，除 3 例拒绝内镜复查外，其余 168 例均进行了内镜复查、再次活检和再次 APC 治疗（如果需要）。平均每例内镜复查 2.8 次（图 1.192 ~ 图 1.202 示 APC 治疗状态）。

经 5 年随访，癌前病变经 APC 治疗后，总癌变率为 3.1%（5/160）。其中，中度不典型增生、重度不典型增生和原位癌的癌变率分别为 2.5%（2/81）、1.8%（1/56）和 8.7%（2/23）。黏膜内癌经 APC 治疗后癌复发率为 54.5%（6/11），5 年治愈率为 27.3%（3/11）。高发现场另一组观察报告：81 例食管癌癌前病变者，未经任何治疗观察 3.5 年，自然癌变 38 例，癌变率为 46.9%（38/81），明显高于 APC 治疗后癌变率为 3.1% 的结果。其中，中度不典型增生、重度不典型增生和原位癌的癌变率分别为 26.7%（8/30）、65.2%（15/23）和 68.8%（11/16）。两组比较，APC 治疗癌前病变是有效的和满意的。然而，早期食管癌内镜下黏膜切除（EMR）治疗的 5 年生存率为 88.9% ~ 93%。食管外科切除治疗早期食管癌的 5 年生存率为 86% ~ 92%。明显高于 APC 治疗黏膜内癌的效果。因此，APC 治疗早期食管癌（黏膜内癌）的适应证应严格掌握。造成 APC 治疗癌前病变和早期食管癌（黏膜内癌）癌变与复发的原因可能为：①病灶面烧灼不均。漏烧的尚存活或暂时失活的异型细胞或癌细胞，数月后又逆转复活而致。②病灶面烧灼的深度不够。如治疗癌前病变效果较好，而治疗早期癌效果差，似为明证。③热凝功率不够。此点可根据病变情况调整热凝的功率。

治疗早期食管癌和癌前病变的非外科切除方法，还有激光治疗（如 ND:YAG 激光、光动力学治疗等）、电烧、微波、冷冻和病灶区注射乙醇等。这些方法的共同优点是创伤小、安全、有一定的疗效。共同的不足是治疗效果不确切和不稳定，属姑息治疗。也可以说，属组织损伤性或破坏性治疗，因而得不到病灶标本，不利于进一步病理检查和研究。这些方法目前临床上仍然在使用，服务于患者，继续实践、改进、发展和积累经验。

1.11 早期食管癌的微创治疗

早期食管癌的治疗，应以内镜下局部黏膜切除的微创外科手术为主。部分病例病

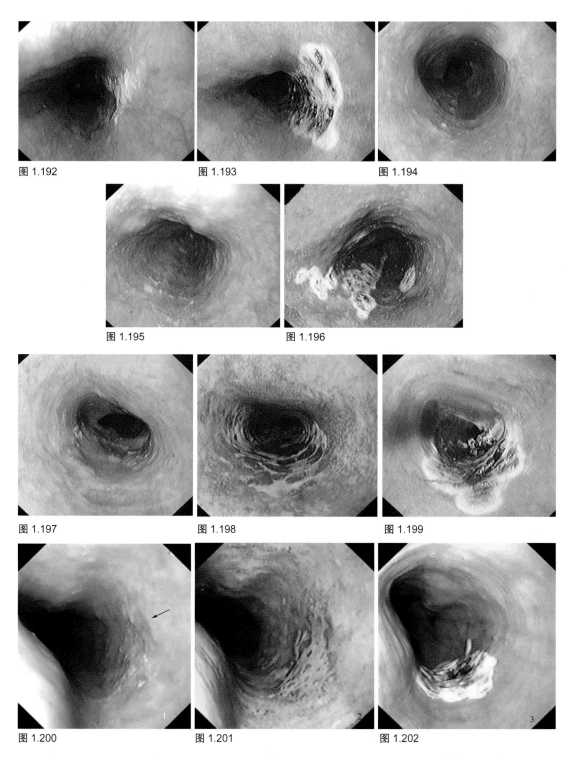

图 1.192　　　　　　　　图 1.193　　　　　　　　图 1.194

图 1.195　　　　　　　　图 1.196

图 1.197　　　　　　　　图 1.198　　　　　　　　图 1.199

图 1.200　　　　　　　　图 1.201　　　　　　　　图 1.202

图 1.192 ～ 图 1.202　选取 4 例，显示 APC 治疗图像。图 1.192 ～ 图 1.194 为治疗前、治疗中和治疗后 1 个月的愈合图像；图 1.195、图 1.196 为治疗前和治疗中的图像；图 1.197 ～ 图 1.199 为碘染前后和治疗中的图像；图 1.200 ～ 图 1.202 为碘染前后和治疗中的图像。活检报告为中度至重度不典型增生和原位癌。

灶侵犯范围广者，可采用食管切除手术治疗。既然是早期癌，无论微创或食管切除术均应以根治为原则，勿遗任何姑息之嫌。早期食管癌通常指没有淋巴结转移的黏膜内癌和黏膜下癌，但从临床症状和病灶的内镜表现很难区别。有经验的内镜医生从黏膜病灶形态表现可以估计，但很难确定。活检很难咬到黏膜下组织，特制的活检钳(超大号)可咬到黏膜下组织，但这是有风险的操作，为者甚少。超声内镜检查，可以探知病变浸润深度和区域淋巴结转移情况，获得较准确的诊断。临床上通常综合考虑后确定诊断。微创外科，如黏膜切除术，其切除的基底平面是黏膜下层。按外科原则，切除的平面或截面（即残端或切缘）应干净，无癌细胞的层面或切缘，谓之根治。因此，黏膜下浸润癌应是黏膜切除的禁忌证。黏膜肌层以上的病变，即黏膜内癌、原位癌和重度不典型增生才是黏膜切除的绝对适应证（当然，文献报导黏膜内癌也有 2% ~ 8% 的转移率）。尽管有的学者将黏膜下层组织再分三层，即 SM1、SM2 和 SM3，近黏膜肌的一层癌灶 (即 SM1) 仍可行内镜下黏膜切除术（EMR 或 ESD），但实际操作时很难准确掌握与控制。文献报道也强调，SM1 病例，在 EMR 和 ESD 标本的病理检验中发现任何可疑，均需要辅助化疗或放疗。

EMR 治疗早期食管癌是一种创伤小、痛苦少，没有外表瘢痕，很少发生严重并发症和后遗症的外科治疗方法。微创外科是医学科学外科技术发展的升级版。20 世纪中叶，上消化道内镜检查和食管黏膜碘染色方法的广泛应用，食管癌早期诊断技术迅速发展和普及，发现大量早期浅表食管癌和癌前病变的病例，为微创治疗创造了条件，提出了需求，催生了黏膜切除技术的问世。微创外科是早期食管癌外科治疗的发展方向。

EMR 治疗早期食管癌兴起于 20 世纪 80 年代，90 年代初从日本传入我国。1994年 10 月中国医学科学院肿瘤医院驻河南省林州市食管癌研究基地，开始实施食管黏膜切除术治疗早期食管癌和癌前病变。随着内镜筛查的广泛开展，发现大量早期食管癌和癌前病变的病例。微创黏膜切除手术迅速开展和推广，并逐渐积累一些经验。因为是新兴技术，其适应证和手术方式仍在发展和探索中。就在这有限的实践中，已暴露出 EMR 不能一次整块完全切除面积大且不规则病灶的缺点。近年开展的黏膜下剥离黏膜切除术 (ESD) 可解决 EMR 的"短板"问题。在食管癌高发现场研究基地的工作中，试行过文献上报道的 6 种 EMR 方法，结果是各有千秋。这里介绍几种经过实践，认为安全、有效和可行的术式供参考。

1.11.1 碎切法

EMR 源于"活检"的启发，即一次完成的"大活检"(big biopsy) 操作。而碎切法（piece-meal resection）是多次活检完成切除病灶黏膜的操作。碎切法或称多次黏膜咬除法，操作简单安全。但要求原则是必须咬取全层黏膜，露出平整的固有肌层。周边包括 0.3 ~ 0.5cm 的正常黏膜，作为安全边界。

碎切法的适应证为病灶直径小于 1.5cm 的重度不典型增生、原位癌和黏膜内癌。

操作过程：采用无痛麻醉内镜检查，病灶已经活检病理报告确诊为浅表黏膜癌或癌前病变。碘染色后，确定病灶部位、大小和范围。然后，向病灶区的黏膜下注入肾上腺素盐水 10 ~ 20ml（1：100 000），托起病灶区黏膜，使碘染的病灶全景置于视线监视下，用活检钳在病灶上缘上方 0.5cm 左右咬开一口，一定要咬到黏膜下。然后，用活检钳按顺序、有规律地将病灶黏膜分次咬除干净。如果术中碘染色脱色，看不清病灶的边界，可再注入 5ml 碘液行局部病灶黏膜重染，务必使病灶边缘清晰。如果注入的肾上腺素盐水消散，托起的黏膜瘪下，可再注入适量肾上腺素盐水，保持黏膜隆起状态，以利于咬除干净，切勿遗漏病变黏膜，造成"碎切法"失败之憾。切除成功的标志是露出红色平整的固有肌层的创面。如操作过程遇到出血，应及时用电凝、APC、金属夹等止血。切除的组织标本，送病理检查。切除标本后，再碘染一次。观察周边有无残留病灶，如有，应及时处理。此方法的优点是安全，适合较小病灶，能达到根治目的。特别是设备和技术条件尚不完备的医院，采用此法可能获得既安全又成功的效果。毕竟 EMR 和 ESD 操作仍有发生严重并发症之虞。正因为安全和比较满意的效果，一些医生仍采用碎切法。但有报告指出此方法的复发率在 20% ~ 30%。这可能与操作技巧有关，咬除的组织块不规范、不完整、不彻底，或因咬钳不合适、不顺手之故。在咬取组织块时，不要东一块西一块乱咬，应有计划地，像鱼鳞式或屋瓦式，一钳扣一钳、规范地咬除病变黏膜，规范操作就能彻底咬除病变组织，就能根治。

1.11.2　食管黏膜切除术

笔者团队自 1994 年在河南省林州市高发现场实施第一例食管 EMR 治疗早期食管癌，在近 20 年中陆续完成 866 例手术。因是微创手术，患者术后康复期很短，有时只需 3 ~ 4 天，痊愈出院，少数患者不需住院。绝大部分病例康复顺利，早日恢复正常生活和工作。因而，返院复查者不多，导致随诊率很低。EMR 手术是治疗食管浅表黏膜癌的实用且有效的手段。因其尚有不足之处，比如癌复发率较高，故需要继续改进操作方法和技术。

（1）黏膜切除术的适应证

1）黏膜内癌、原位癌和重度不典型增生。

2）病灶最大直径小于 2cm。如病灶大于 3cm，可同期多块切除，但应警惕愈合后食管狭窄。病灶范围最好不超过食管周径 1/2。

（2）黏膜切除的禁忌证

1）黏膜下浸润癌（有的学者主张 SM1 可行 EMR，但有不同意见）和有淋巴结转移的黏膜内癌。

2）身体一般情况或重要脏器功能不佳，不能承受内镜下手术操作者。

3）有食管静脉曲张者。

4）出凝血时间不正常者。

（3）黏膜切除手术操作

1）麻醉选择。该手术操作通常情况下需 20 ~ 40 分钟，情况复杂或患者合作不佳者，时间需延长。因此，应用全身镇静止痛麻醉和心肺监护（应请麻醉师协助）。由于内镜手术的特殊性，应选择手术操作结束，患者即刻苏醒的麻醉药物。

2）手术操作。内镜下黏膜切除治疗早期食管癌于 1988 年在日本首先获得成功。经过多年发展，治疗的病例逐年增加，经验逐渐积累和丰富，操作技术渐趋成熟。由于众多医生在探索，故切除方法有数种，但黏膜切除前的准备工作基本相同。选择的病例，术前已经内镜检查和活检病理明确诊断。麻醉平稳后，插入内镜再次检查全部食管黏膜，向全食管黏膜喷洒 1.2% 或 1.5% 碘液，发现和定位病灶。锁定病灶后，为了识别切除范围，可用圈套器前端在病灶四周做损伤性标记。如果碘染色后，边界显示十分清楚，可以不做标记，以碘染色显示的病灶为靶标即可。首先在病灶上方 0.5cm 处，向靶病灶黏膜下注入 1 ∶ 100 000 的肾上腺素盐水 10 ~ 20ml，使黏膜与固有肌层充分分离，减少黏膜切除时损伤肌层发生穿孔的概率，增加操作安全性，并减少黏膜切除术中和术后创面出血，然后将内镜拔出体外。这里介绍一种常用的有代表性的黏膜切除方法。Inoue 的套帽法（即 EMR-C 法），即将一特制的塑料透明帽安装在内镜前端。然后，将已安装套帽的内镜插入食管内，找到并锁定已碘染的病灶。这时将圈套器通过活检孔插入内镜，在透明帽内张开并令其呈圆圈状，嵌入透明帽远端内面的凹槽内，当靶病灶黏膜被吸入透明帽内形成人工息肉时，收紧圈套器，通高频电切除病灶黏膜（图 1.203 ~ 图 1.230 示 EMR 过程）。然后，将切除的标本吸入内镜前端的套帽内，持续按住吸引器按钮，携带标本，拔除内镜，取出标本，交给病理技术员处理。取下套帽，再次插入内镜进行黏膜切除后的各项处理工作。

EMR-C 方法比较安全，较易控制切除的黏膜组织量 (因塑料透明帽设计制作时已考虑到病灶大小，而设计不同型号，以适用于不同病灶的切除，避免吸入的黏膜组织过多，甚至连带吸入肌层组织，造成肌层损伤而形成穿孔)。笔者团队完成 866 例黏膜切除术，其中 95% 的病例应用此方法。黏膜切除后形成的创面，即人为溃疡底部是清晰的红色肌层。85% 的病例无出血，是整齐干净的创面。少数病例创面（小静脉）

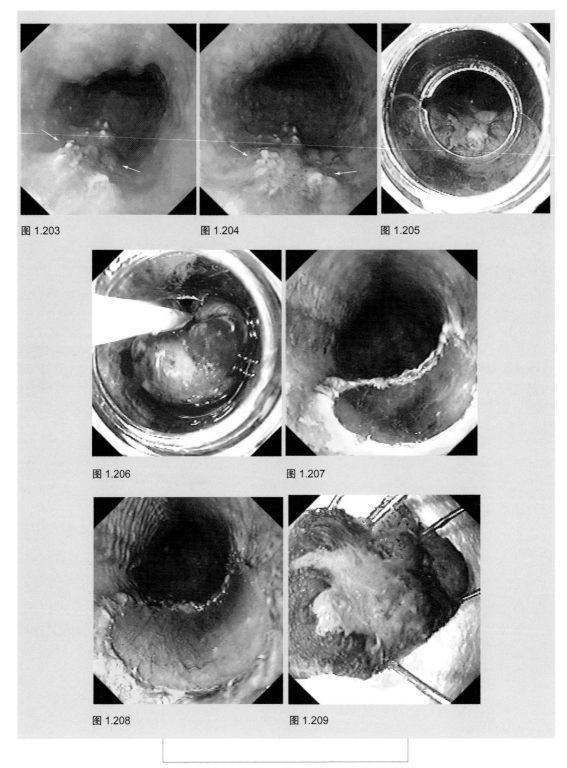

图 1.203　　　　　　　　　　图 1.204　　　　　　　　　　图 1.205

图 1.206　　　　　　　　　　图 1.207

图 1.208　　　　　　　　　　图 1.209

①

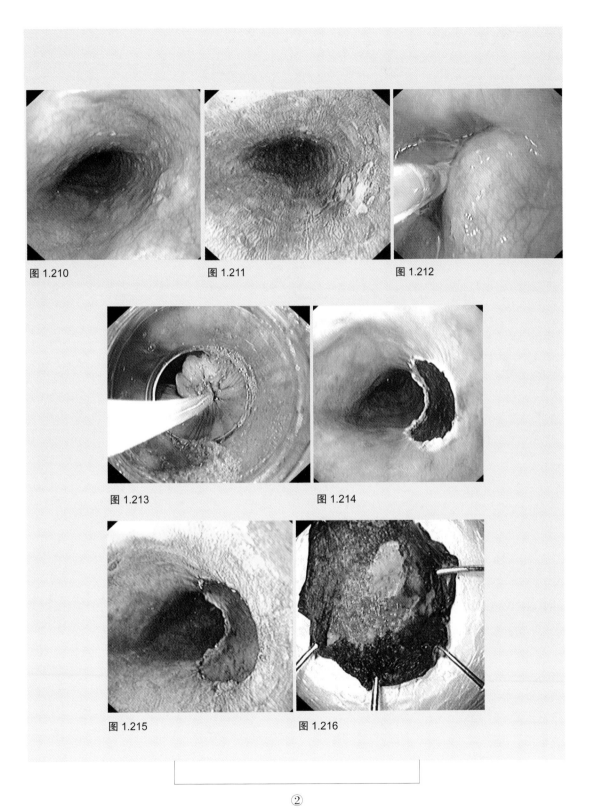

图 1.210

图 1.211

图 1.212

图 1.213

图 1.214

图 1.215

图 1.216

②

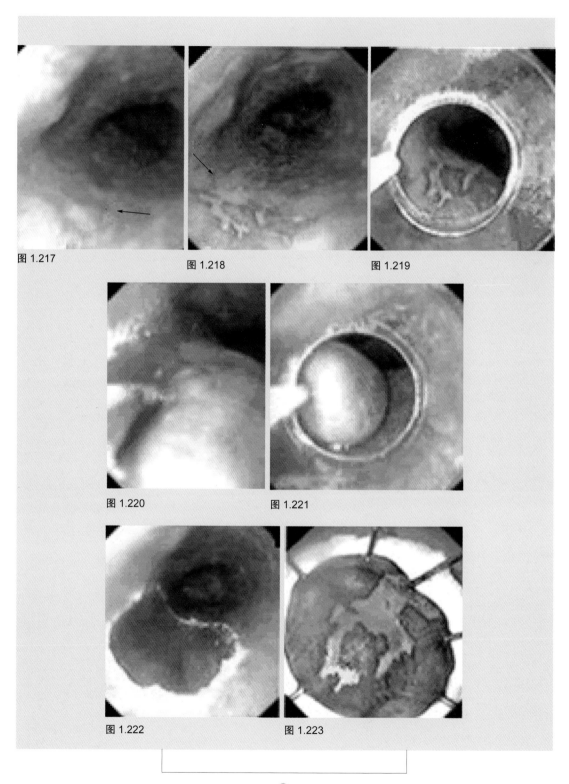

图 1.217

图 1.218

图 1.219

图 1.220

图 1.221

图 1.222

图 1.223

③

图 1.203 ～图 1.230　选取 4 例，显示 EMR 治疗早期食管癌和癌前病变的操作程序。病理报告：①黏膜内癌；②黏膜内癌；③重度不典型增生；④重度不典型增生。

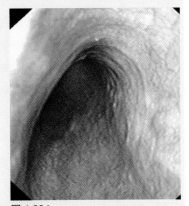

图 1.224

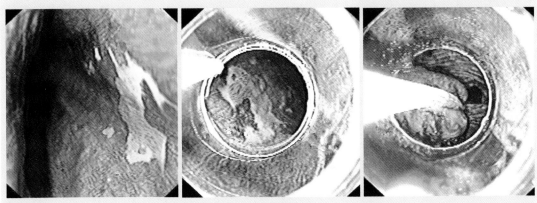

图 1.225　　　　　　　图 1.226　　　　　　　图 1.227

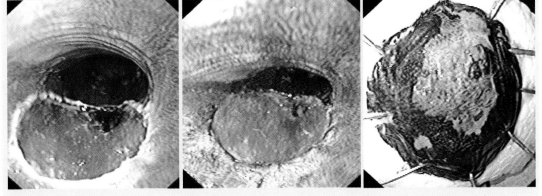

图 1.228　　　　　　　图 1.229　　　　　　　图 1.230

④

渗血，一般不需特殊处理，会自动凝固止血。但有 5% ~ 10% 的病例创面有小动脉喷血情况，需要处理。通常采用电烧或氩离子热凝固法（APC），对准喷血点烧灼，如果瞄得准通常灼一下即可止住（止住即可，不要多灼，以免增加损伤）。近来多用金属夹止血，效果更佳。

黏膜切除后，需要再喷洒碘液，了解切缘和创面周围有无残留病灶。如果发现病灶，视病灶大小、多少和分布状态，可再次黏膜切除或用电烧或氩离子热凝固术处理。黏膜切除后，常有标本丢失现象，这是因为捕捉标本不及时之故。有时标本随食管蠕动进入胃内，更难发现。这时可将胃液吸净，将收集在玻璃瓶内的吸出液轻轻倒出，经双层纱布过滤，仔细寻找，常常可以找回来。

（4）黏膜切除的并发症。食管黏膜切除术的严重并发症为食管穿孔、小动脉出血和食管狭窄。

1）食管穿孔：本组发生 6 例，发生率 0.7%。经保守治疗均顺利康复。按目前经验，食管穿孔有两种原因：①切除黏膜时吸入的黏膜组织过多而致。将黏膜组织吸入透明帽时，同时也将肌层一并吸入并切除，造成局部食管壁全层切除之后果。预防方法是向黏膜下注射肾上腺素盐水时，应使黏膜与固有肌层完全分离（表现为黏膜充分隆起）。如遇有黏膜下组织不能完全分离时，即注射盐水后，病灶区不隆起或不全隆起，宜停止操作，放弃 EMR。操作时应特别注意，吸入透明帽内的黏膜组织量要适度，这与器材（塑料透明帽）设计、操作技巧和经验等有一定的关系。需要在实践中逐渐理解、思考和体会。②因黏膜切除后创面肌层出血，应用电烧或氩离子热凝固术止血时烧断肌纤维而致穿孔。这是因为进行黏膜切除时为扩大视野，常常吹入大量气体以膨胀食管。但是，当黏膜切除后，单纯肌层失去了完整、具弹性和张力的黏膜保护。在食管腔内高气压作用下，食管膨胀，肌层则成为稀疏的、似篱笆状的肌纤维束。这时如有肌纤维间出血，电灼时易烧断肌纤维形成穿孔。笔者团队有过教训，这种情况下出血，应该用金属夹止血，而不用电器止血。穿孔的症状：患者在麻醉状态，主观症状不易表现，最明显的体征是颈部甚至胸前出现捻发音，即皮下气肿。其程度轻重取决于穿孔大小和食管腔内气量多少（近来应用二氧化碳气，情况会改变）。如果病情较重，脉搏和血压会有反应。清醒后主诉胸骨后和后背轻度疼痛，第 2 天体温逐渐上升，一般在 38℃左右。穿孔的处理：黏膜切除造成的食管穿孔，有其自身的特点。第一，只伤及肌层，伤口小而浅，在胸膜外纵隔内。黏膜切除通常采用圈套器将靶病灶黏膜套住，收紧和通电切除的程序。透明帽的设计与操作程序，限制了吸入其内的黏膜组织量（预防食管全层被吸入），因而即或误伤肌层，也不会损伤太多肌层组织造成大穿孔，甚或伤及胸膜造成气胸的后果。第二，穿孔处底部是胸膜，一般不形成空腔，洞口附近的结缔组织完好。这两个特点预示了姑息处理能够成功的依据。处理的原则：抗感染，食管腔内无唾液、无气体，保持负压。笔者在内镜监视下观察了姑息处理穿孔愈合的全过程：1周内穿孔处周围组织粘连，封闭外洞口并呈现皱缩状，颈部皮下气肿明显吸收。第2周，局部呈皱缩状态，中央有 1 ~ 2mm 的点状溃疡，可进半流食。第4周，局部黏膜呈瘢痕状愈合。

姑息处理措施：①禁食；②静脉补给高营养液；③大剂量使用抗生素；④食管减压，减压胃管置于穿孔上方，持续吸引，吸净咽下的唾液和气体，保持食管腔内无液体、无气体，呈负压状态，穿孔创面愈合需 10 ~ 14 天。假如食管穿孔伤及胸膜，造成气胸。这时如有条件应在伤后6小时内(感染扩散前)行食管切除术，效果最佳。如条件不具备，而采用胸腔引流，虽然安全，但效果欠佳。

2）小动脉出血，同上节创面处理所述。

3）食管狭窄。黏膜切除时，切除食管腔周径 3/4 以上或全周黏膜时，可能发生狭窄，发生率 1% ~ 2%。这种情况出现在同期切除多个病灶、误切或操作失误而致黏膜撕脱者。一般术后2周随创面愈合逐渐出现下咽不顺症状。处理方法：术后早期应用气囊或水囊扩张，效果很好。

（5）远期效果：内镜黏膜切除治疗早期食管癌和癌前病变，世界上开展这项技术仅 30 年左右，方法和技术尚不完善，并且在狭窄的食管腔内操作，技术上有一定难度，普及和推广受到一定的制约，所以治疗例数不多，尚需更多实践积累经验。评论治疗效果为时尚早。但过去 20 多年实践，作为微创外科内镜黏膜切除治疗早期癌的前景已露端倪。笔者团队在过去 20 年内陆续完成 866 例 EMR。因为随诊率低，很难得到准确的 EMR 治疗远期效果。只能依据现有的部分病例随诊资料，了解癌的复发率。866 例中，中度不典型增生 270 例，术后随访的 66 例中因非癌疾病死亡 2 例，未发现复发癌变病例。重度不典型增生 280 例，术后随访的 87 例中 4 例复发癌变，癌变率 4.6%（4/87）。原位癌 173 例，术后随访 85 例，复发 7 例，复发率 8.24%（7/85），因非癌疾病死亡 2 例。黏膜内癌 118 例，术后随访 34 例，癌复发 5 例，复发率 14.7%（5/34），因非癌疾病死亡 1 例。黏膜下癌 25 例，随访 20 例，癌复发 6 例，复发率 30%（6/20）。EMR 治疗早期食管癌和癌前病变的远期效果，需要术后长期认真随访，包括定期内镜随访，才能得出可信和可靠的结果。

早期食管癌内镜黏膜切除与外科食管切除效果比较，术后 5 年生存率统计学上无显著差异，笔者资料分别为 88.5%（剔除癌前病例）和 86.1%。吉田操报告分别为 86% 和 83.2%。但手术创伤前者明显小于后者，且前者由于创伤小而带来的诸多优点显而易见。EMR 术后（因病变不同）癌复发率为 4% ~ 30% 不等。主要有以下几种原因影响远期效果：其一，局部切除不彻底，如蟹脚状的不规则病灶，常常切缘或周围有残留病灶。在术中检查或术后复查时，发现切缘残留或其他部位多点起源病灶，未予及时处理或处理不彻底。其二，转移。术后应严密观察，发现转移应及时并适当处理，如化疗等。其三，应严格掌握手术适应证。本组 25 例黏膜下癌术后癌复发率高达 30%。黏膜下癌不是 EMR 的适应证，至少不是绝对适应证。本组未做超声内镜，术前诊断以内镜活检病理诊断为依据。因此，术前诊断为黏膜内癌者，术后标本切片病理发现 4 例癌细胞已侵入黏膜肌下组织。当然，这些病例已给予辅助化疗和放疗。但事实说明，术前精确诊断是需要的，以便严格掌握手术适应证。

1.11.3　食管黏膜下剥离黏膜切除术

EMR 治疗早期食管癌和癌前病变，为食管癌早诊早治开辟了食管外科的新纪元。这种易为患者接受的减痛少创的治疗方法有广阔的发展前景。但任何事物在发展过程中，总会暴露一些"短板"，且需要改进和提高，以求完善。本团队在实践中，发现一些早期食管癌病例 EMR 术后，癌复发率较高（重度不典型增生复发癌变率 4.6%；原位癌复发癌变率 8.25%；黏膜内癌复发率 14.7%），原因是早期癌病灶形状不规则，致使切除不彻底。曾试图改进 EMR 手术方式，故于 1998 年在林州市高发现场，食管癌研究基地，买两头各 40kg 重的实验用猪，在内镜直视下，实验研究直接整块切除食管不同形状病灶黏膜的方法。但苦于在狭小的食管腔内操作，没有合适的黏膜下剥离解剖的器械，请医疗器械厂加工，困难重重，被迫停止实验和探索，继续沿用 EMR 技术。

2005 年以来，日本的杂志陆续报道黏膜下剥离黏膜切除术（ESD），治疗胃和食管黏膜早期癌病灶与癌前病灶。ESD 和 EMR 的适应证基本相同。不同点是，ESD 切除是直视下，一次性整块切除病灶，切除的范围视病灶大小和形状而决定。

ESD 的绝对适应证：病变局限于食管黏膜上皮层和黏膜固有层者，即重度异型增生、原位癌和黏膜内癌。

ESD 的相对适应证：①病变侵及黏膜肌层和黏膜下浅层即 M3 和 SM1，无淋巴结转移证据者。②病变侵及 3/4 食管周径，术后食管狭窄风险较大。

ESD 的禁忌证：①证明有淋巴结转移者；②病变侵及黏膜下深层即 SM2 和 SM3；③一般情况差，不能承受内镜手术者；④关于黏膜下注入肾上腺素盐水后，黏膜隆起不满意者和凝血功能不佳者宜谨慎处理。

ESD 操作所用器械：

（1）奥林巴斯电子内镜 290 系列；治疗镜 GIF-260J；二氧化碳泵 UCR；副送水泵 OFP-2。

（2）奥林巴斯 ESG-100 高频电刀；切开 PulseCut 模式 40W；标记 ForcedCoag Ⅰ模式 8W；电凝 ForcedCoag Ⅱ模式 30W；止血 SoftCoag 模式 60W。

（3）注射针 NM-200L-0423；电刀 Dualknife KD-650Q；ITknifenano KD-612L；

止血钳 FD-410LR。

ESD 操作方法和程序：

（1）确定病灶性质、位置、范围和深度。首先行常规内镜检查，了解病灶部位、大小、形态，结合碘染色和放大内镜检查，明确病灶范围、性质和深度。

（2）标记。确定病灶范围后，在距离病灶边缘 3 ~ 5mm 处，进行全周损伤性电凝标记（标记用 ForcedCoag Ⅰ 模式 8W）。

（3）黏膜下注射药液。注射液是生理盐水 + 肾上腺素（1 ：10 000），于病灶标记点外侧行多点黏膜下注射。使黏膜病灶抬起，与固有肌层充分分离，以利于 ESD 操作，将病变黏膜完整地切除，避免损伤固有肌层，减少出血和穿孔等并发症的发生。

（4）切开黏膜（切开 PulseCut 模式 40W）。沿标记点外侧缘先切开病变周围部分黏膜的浅层，继而深入切开至黏膜下层，再继续切开周围全部黏膜。首先切开的部分，通常选择从病变的远侧端开始，然后再环周切开，切开要充分，一定要切至黏膜下层。切开过程中一旦发生出血，应冲洗创面，明确出血点后用电凝止血。

（5）黏膜下剥离。在进行剥离前，要判断病变黏膜的隆起情况。随着剥离时间的延长，黏膜下注射的液体会逐渐消散，必要时可反复进行黏膜下注射，以维持病变黏膜的充分隆起，保证操作的安全。按病灶的具体情况，选择合适的治疗附件（D 刀或 IT 刀）。在剥离过程中，要保持视野清晰。避免模糊不清，误伤肌层造成穿孔的危险。可利用透明帽推开黏膜下层结缔组织，显露剥离区。必要时可应用牙线 + 金属夹辅助技术，达到"人工拉钩"的作用，充分暴露病变组织进行剥离和彻底切除。有时术者在剥离到只残留一束相连的组织时，为防止出血，改用 EMR 操作技术，套扎切除标本，这不失为一个妙招。

（6）创面处理。将剥离的病变黏膜切除后，对创面上所有可见的血管要进行预防性止血处理。对可能发生渗血的部位，采用热止血钳处理，必要时用金属夹夹闭。对局部剥离较深、肌层有裂隙或有穿孔倾向者应用金属夹夹闭。

笔者团队近 5 年来采用 ESD 技术，陆续切除食管早期癌和癌前病变共 250 例（图 1.231 ~ 图 1.241），男 170 例，女 80 例。年龄分布：40 ~ 49 岁 20 例，50 ~ 59 岁 110 例，60 ~ 69 岁 100 例和 70 ~ 75 岁 20 例。病理诊断：黏膜下癌 25 例，黏膜内癌 42 例，原位癌 41 例，重度不典型增生 112 例和中度不典型 增生 30 例。ESD 操作过程比较顺利，未发生重大并发症，12 例（4.8%）患者于术后发生创面小静脉渗血，经姑息处理顺利治愈。随诊观察期间尚未发现癌复发病例，患者均在定期随诊和密切观察中。

虽然本组的 ESD 经验有限，但也应谈几点体会：① ESD 的一大优点是，其切除范围是依据病灶面积大小和病灶形状表现而定的。它可以一次操作将整块病灶彻底切除。因为早期食管癌，黏膜病灶的形状不规则，常呈蟹脚状、地图状或树枝状等。而 EMR 切除的方式，即吸入、套扎、切除，为圆形创面的设计。而真实的病灶常为不规则形状，如按圆形切除病灶中央部分，易残留边角、丫杈等有病变的黏膜。尽管附加电烧或 APC 处理，效果也不一定满意。而 ESD 技术，按病灶外围的人工标记，剪裁全部病变黏膜，达到彻底切除，是比较理想的手术。②但也有不利的一面。食管的黏膜下层是微血管丰富的组织层面，剥离该层面时容易出血。加之食管是一个桶状狭窄的器官，手术操作的空间有限，为 ESD 操作增加不少困难和风险。③理论上，可减少损伤肌层的并发症。因 ESD 技术是直视下从疏松的黏膜下层解剖剥离并切除有病变的部分黏膜；而 EMR 是半盲目套扎黏膜切除，损伤肌层的可能性较大。但实际操作时，各有千秋。

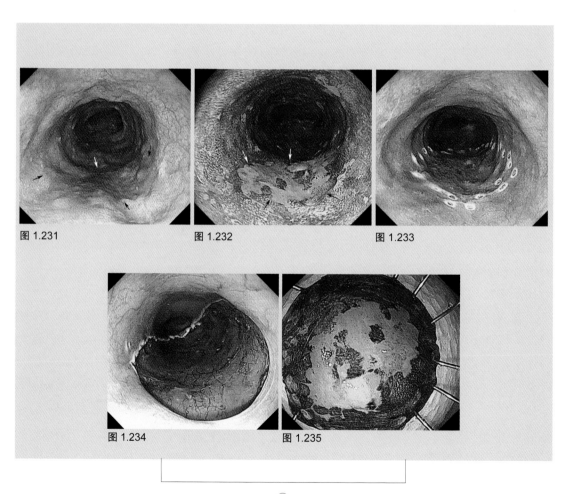

图 1.231　　　　　　　图 1.232　　　　　　　图 1.233

图 1.234　　　　　　　图 1.235

①

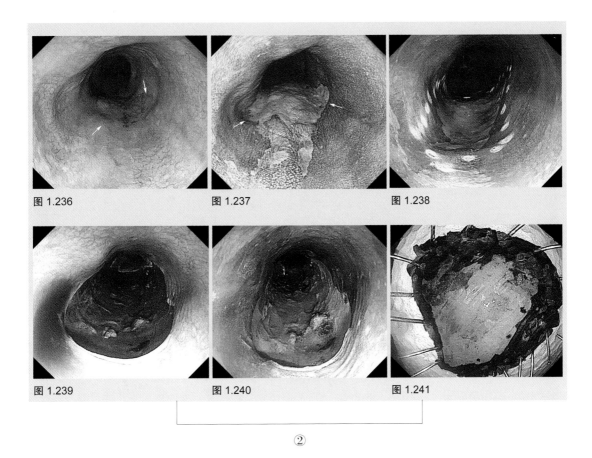

图 1.236　　　　　　　图 1.237　　　　　　　图 1.238

图 1.239　　　　　　　图 1.240　　　　　　　图 1.241

②

图 1.231 ~ 图 1.241　选取 2 例，示 ESD 操作过程。病理报告：①黏膜内癌；②黏膜内癌。

　　如何评价 EMR 和 ESD 的应用范围？笔者虽然经历一定数量病例的治疗实践，但毕竟经验肤浅，尚不敢妄言。不过根据有限的经历，笔者认为 EMR 技术操作比 ESD 操作容易，因此病灶最大直径小于 1.5cm 者，建议采用 EMR 技术，它可以做到一次性整块切除，不需要电凝和 APC 等辅助处理。但病灶最大直径大于 1.5cm 者，应该采用 ESD 操作，尽管 ESD 操作比较复杂和困难，但能做到一次性完全整块切除面积较大或形状不整的病灶，满足根治的要求，达到早期诊断和早期治疗的目的。

1.12　早期食管癌外科食管切除治疗

　　食管浅表黏膜癌，近年来多采用内镜下黏膜切除（EMR 和 ESD）等微创方法治疗。损伤小、痛苦少、效果好。但早期食管癌的情况和早期癌灶的情况复杂，内镜下微创治疗方法尚不能涵盖之。食管外科切除术仍为"托底"的保证手段。

（1）食管早期癌外科手术切除适应证

1）食管黏膜癌灶在3cm以上，累及食管腔周径3/4至全周者。

2）食管黏膜癌灶广泛且散在分布。

3）内镜微创治疗失败者（术中发现黏膜下有粘连者、发生严重并发症者和术后复发者等）。

4）经检查（内镜观察、活检或超声内镜检查等）证实病变已侵至黏膜下层或局部淋巴结转移，已属非黏膜切除适应证者。

5）因设备和技术条件，或由于各种原因不能开展和实施微创治疗，且患者无一般手术禁忌证者，均可考虑食管切除手术。

（2）早期食管癌外科食管切除治疗要点

1）注重根治。早期食管癌外科治疗目的是治愈。不能因为病变早且小，而忽视肿瘤外科的基本原则。因而，诊断要精准，治疗要彻底。

2）术前诊断准确。早期食管癌是亚临床期，食管内无具体肿块。术中探查时几乎同正常食管一样，通常摸不到具体病变。偶尔稍感食管壁增厚，但无法确定病变的性质、边界和范围。因此，术前内镜检查，活检病理诊断，准确定性、定位和定范围，十分重要。避免开胸后因摸不到食管肿瘤而怀疑诊断错误。甚至切开食管进行黏膜细胞涂片、冰冻活检或其他以图证实诊断的不必要的操作。

3）食管切除的长度。术前内镜检查，碘染色定位，确定病灶上下界平面位置（距门齿距离）十分重要。这是决定术中食管切除上界界面的唯一依据，切除界面至少在病灶上方3cm处。早期食管癌术中探查时触摸不到病变和边界，为保证彻底切除，达到根治，宜放宽切除长度，特别是上界。进行早期食管癌手术时，操作宜轻柔，避免为了方便游离食管而用力牵拉和摆动食管（与中晚期食管癌不同，早期癌没有作为标识的肿块）。因食管是肌性组织，牵拉时可伸长，这样会使食管黏膜病灶变位，影响切除平面的确定。同时又因癌灶黏膜组织脆弱，牵拉时易撕裂损毁标本。故切除食管前，先将食管放回食管床与术前内镜检查时一致的正常位置，便于确定切除平面。手术前内镜检查确定的癌灶上界距门齿28cm以下（含28cm）者食管切除后可行主动脉弓上吻合术，27cm以上者应行颈部吻合术，以防切缘残留癌组织或癌前病变。食管标本切下来时，在手术台上将标本外翻过来，黏膜朝外，暂不要切开，检查癌灶是否切净（图1.242）。如未切净，应补切。

术前内镜检查碘染色时，在病灶上方（口侧端），时有发现不着色病灶（即黄色阳性灶）的情况，经活检证实为中度或重度不典型增生，即癌前病变。食管切除时，应尽量包括这些病灶，以免后患。术后远期发生癌复发即残留食管癌，主要源于这些癌前病灶。

4）切除范围和淋巴结清扫。食管切除标本病理研究表明原位癌未发现淋巴结转移，黏膜内癌有 2% ~ 8% 局部淋巴结转移，黏膜下癌淋巴结转移率可达 15% ~ 60%。因此，早期食管癌行食管切除术时，亦应进行食管周围组织和淋巴引流区清除术。清除范围包括腹部（胃左动脉周围和贲门周围）、胸部（食管及气管周围）和颈部（如做颈部吻合，应行下颈部淋巴结清扫）淋巴引流区组织。清扫范围的选择取决于病变部位，当然与切口的选择有一定的关系。采用左后外侧切口开胸手术时胸腹两野清扫基本达到目的。如采用右侧三切口开胸清扫操作将更理想。如需颈部吻合术，增加下颈部清扫比较理想。

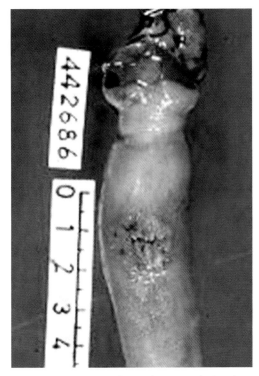

图 1.242　显示外翻但未切开的外科标本。

5）食管切除后上消化道重建。早期食管癌食管切除手术在脏器移植的选择和重建消化道操作（如手术方式和吻合方法等）与常规食管癌手术一样，无特定方法和要求。但外科医生应充分理解早期癌患者的心态与晚期癌患者的心态不同，当他们得知患有癌症时，会感到突然、恐惧和不知所措。更因为没有任何症状和痛苦，突然得知患癌症，一般情况下会因想不通而拒绝治疗。其中，一部分患者即使相信医生的诊断，希望得到积极治疗，但因术前身体健康，一切活动正常，故对手术治疗效果的期望值非常高。希望手术后一切顺利，能同术前一样生活和工作。因此，要求医生术前准备要充分，手术中游离、解剖、清扫、切除和消化道重建等操作，以及吻合技术和术后处理等应细致严谨，使患者顺利康复和获得较高的术后生活质量。减少严重手术并发症和后遗症，务求同术前相比反差不要太大。以免影响患者、家属甚至医生对早期食管癌外科治疗的信心和满意感。

6）关于手术方式。食管次全切除术和淋巴引流区的仔细解剖，仍是早期食管癌食管切除手术的常规术式。关于吻合方法，讨论颇多，莫衷一是。特别是选择"手法"或"吻合器"吻合，取决于医院的条件和外科医生的观点、经验和技术储备。笔者从事食管癌外科治疗工作几十年，尝试过各种经典的和流行的手术方式与吻合方法。按早期食管癌患者的期盼和要求，认为手法吻合应为首选。如果外科医生经验丰富、技术娴熟，食管切除后食管胃"手法"吻合，经术后长期观察，吻合口的功能相当满意。而吻合口瘘、狭窄和反流的三大吻合口并发症将比用"吻合器"吻合明显减少。为达到此目的，笔者在河南省林县（林州市）食管癌高发现场，食管癌研究基地，自 20 世纪 90 年代起，摸索研究食管切除后食管胃吻合方法。欲尽力减少并发症，减轻患者痛苦，提高手术成功率，提高早期食管癌患者对手术治疗的满意度。尽量满足早期食管癌患者对手术治疗效果的期待。实践和对比当时开展的各种术式、各种吻合技术，特别是曾寄希望于吻合器技术，但事与愿违，机器吻合的术后吻合口瘘和狭窄等并发症的发生率，令人失望。实践中发现食管胃黏膜吻合，有其潜在的理想愈合的特质。后经过认真思考、琢磨和大量实践，反复改进，最终设计为舌状桨肌瓣覆盖 – 食管胃黏膜吻合术。从 1991 年至今已 25 年，只在林县（林州市）食管癌医院胸外科（其他多家医院也应用此吻合方法，未曾统计）应用该手术方法就完成了 13 700 余例食管癌手术。术后吻合口瘘发生率为 0.5%，吻合口狭窄和反流率均低于 1%［中华肿瘤杂志，1994，16（2）：122］。

不开胸食管内翻剥脱术，不应作为常规术式应用于早期食管癌的治疗。这种手术方式会将食管旁转移淋巴结遗留在纵隔内，影响预后。笔者曾施行不开胸食管内翻剥脱术治疗早期食管癌 14 例，其中 3 例因转移术后 4 年内死亡，死亡率为 21.4%。

（3）早期食管癌食管切除外科治疗效果。

早期食管癌 (Tis、T1) 病变局限于浅表黏膜层，未侵至肌层，不存在癌组织外侵的可能。然而，随着癌细胞突破上皮层基底膜侵及不同深度组织层次，逐渐不同程度地侵犯淋巴管和微血管，淋巴结转移频度也依次递增。各家报告外科切除标本原位癌淋巴结转移率为 0。黏膜内癌转移频度随着在固有层内下侵深度不等而异，越接近黏膜肌层转移频率越高，一般临床报告在 2% ~ 8%。黏膜下癌随着浸润深度不同，转移率亦不同，越接近固有肌层转移率越高。差异的程度在 15% ~ 60%。自 20 世纪 60 年代以来，对食管癌早期发现、早期诊断、早期治疗及其发生发展规律的研究取得了丰富经验。改进了早期食管癌外科手术方式方法，扩大了淋巴引流区的解剖范围，早期食管癌外科手术治疗远期效果令人满意。国内外文献报告，原位癌和黏膜内癌的 5 年生存率达 90% ~ 100%，而黏膜下浸润癌则为 40% ~ 65%。笔者在 1974 ~ 2001 年，曾为 420 例早期食管癌（包括原位癌、黏膜内癌和黏膜下癌）患者行外科食管切除术治疗。手术死亡率为 1.2%(5/420)，因术后肺炎和心肌梗死各死亡 2 例，因弥散性血管内凝血死亡 1 例。重大术后并发症吻合口瘘发生率为 0.95%（4/420）。外科切除标本组织学诊断：原位癌 76 例（18.1%），黏膜内癌 126 例(30.0%)，黏膜下癌 218 例（51.9%）。淋巴结转移情况：原位癌转移率为 0，黏膜内癌转移率为 1.6%（2/126），黏膜下浸润癌转移率为 15.6%（34/218）。420 例早期食管癌（Tis、T1）食管切除术后随诊 26 年，随诊率 94.1%。5 年、10 年、15 年、20 年和 25 年的生存率分别为 86.14%、75.02%、64.48%、56.17% 和 49.93%，取得了十分可喜的外科治疗效果。术后生存情况与相同高发区、相同时期、相同性别和年龄的 700 例未患食管癌村民的自然生存曲线及邵令方教授 1993 年在《中华外科杂志》上报告的 204 例早期食管癌术后远期生存率资料相比，经统计学处理，三组资料曲线如图 1.243 所示。

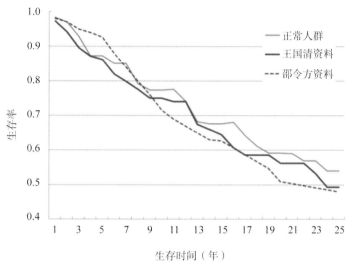

图 1.243　420 例早期食管癌术后远期生存曲线。

三组资料曲线显示，早期食管癌外科手术切除治疗的效果同未患食管癌的村民的自然生存情况近似，令人鼓舞。当然，手术后患者的身体健康情况逊于正常人。然而，大部分患者对康复情况满意，恢复日常生活和工作。

2 早期食管胃交界部腺癌的诊断与治疗

2.1 食管胃交界部腺癌[①]

食管胃交界部腺癌是横跨食管胃交界部的腺癌。横跨食管胃交界部的鳞状细胞癌和神经内分泌癌仍被认为是食管癌。

解剖学上食管胃交界部是指管状食管变为囊状胃的部位，即食管末端和胃的起始，相当于腹膜反折水平或希氏角或食管括约肌下缘，与组织学上的鳞柱交界不一定一致。

Siewert 分型（图 2.1）：是 Siewert 等学者基于食管胃交界部的解剖学特点提出的分型，也称 Munich 分型。他们认为，远端食管癌和贲门癌应属同一种疾病，即食管胃交界部癌 (AEG)。AEG 是指肿瘤中心位于解剖学上食管胃交界部上下各 5cm 这段范围内的癌。可分为三型：Ⅰ型，相当于远端食管癌，肿瘤中心位于食管胃交界部上 1~5cm 处；Ⅱ型，相当于贲门癌，肿瘤中心位于食管胃交界部上 1cm 至下 2cm 处；Ⅲ型，相当于贲门下癌，肿瘤中心位于食管胃交界部下 2~5cm 处。三型的差别主要表现在：① 食管远端肠上皮化生主要见于 Ⅰ 型（源于 Barrett 食管）；低分化癌主要见于 Ⅱ、Ⅲ 型。② 分子遗传学改变差异。③ 淋巴引流：Ⅰ 向上至纵隔，向下沿腹腔干回流；而 Ⅱ、Ⅲ 型主要向下沿腹腔干回流。④ T 分期和 N 分期：Ⅰ 型早。三型肿瘤的食管、胃切除范围和清扫范围也不同：Ⅰ 型距病变上缘 5~10cm 部分食管和距病变下缘 5cm 的近端胃行切除，以及纵隔和上腹部淋巴结清扫术；Ⅱ 型距病变上缘 5cm 的食管下段切除，下缘可行近端胃大部切除或全胃切除，以及食管旁淋巴结和上腹部淋巴结清扫术；Ⅲ 型全胃切除和距病变上缘 5cm 的食管下段切除，以及上腹部淋巴结清扫术。

第八版 AJCC TNM 分期：若肿瘤累及食管胃交界部，肿瘤中心在食管胃交界部食管侧者

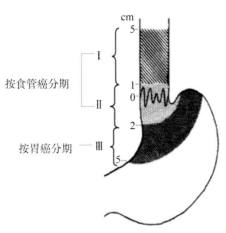

图 2.1 食管胃交界部癌 Siewert 分型和第八版 AJCC TNM 分期。

按食管癌分期

按胃癌分期

[①] "食管胃交界部腺癌" 由中国医学科学院肿瘤医院病理科薛丽燕教授撰写。

或在胃侧2cm之内者，按食管癌分期；肿瘤中心在近端胃2cm之外（Siewert分型Ⅲ型）按胃癌分期。肿瘤中心虽在近端胃2cm之内但未累及食管胃交界部者，按胃癌分期。

　　食管、胃切除标本取材时，须记录可见或未见食管胃交界部，肿瘤累及/未累及食管胃交界部（肿瘤与食管胃交界部的关系：肿瘤完全位于食管，未累及食管胃交界部；肿瘤中心位于远端食管，累及食管胃交界部；肿瘤中心位于食管胃交界部；肿瘤中心位于近端胃，累及食管胃交界部）。累及食管胃交界部者，记录肿瘤中心距食管胃交界部的距离：___cm（用于Siewert分型）。

2.2　食管胃交界部的内镜解剖

　　内镜解剖系指内镜观察时，食管胃交界部的黏膜形态结构。内镜检查时，在左侧卧位的情况下，内镜观察，贲门区的上壁（或称前壁）有一条明显的黏膜皱襞（图2.2、图2.3），起始于右上方，斜向左下方，逐渐变细，直到消失。此黏膜脊是胃体和胃底的分界线，黏膜脊的右侧是胃底，左侧是胃体。这条黏膜皱襞在人体正常平卧时的贲门区生理解剖关系上，应当是起始于贲门的右后壁，沿胃后壁向左下后斜行，如上述，将胃分成胃底（内镜观察时其皱襞的右侧）和胃体（内镜下即皱襞的左侧）（如图2.4示意平卧位贲门脊状态）。此黏膜皱襞，在内镜解剖上称为贲门黏膜脊，或简称"贲门脊"。它的构成，临床上分为脊根部、脊体部和脊尾部。脊根部呈三角形，然后是逐渐变细的脊体和脊尾部，直到消失。贲门脊的类型，内镜观察有长脊和短脊之分，

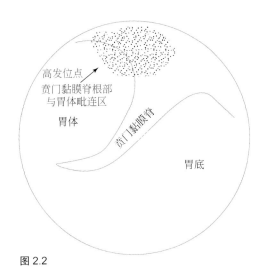

图 2.2

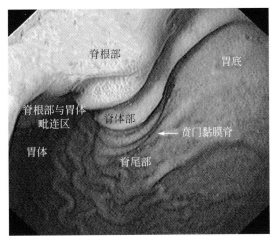

图 2.3

图 2.2、图 2.3　显示贲门区内镜解剖图像（手绘图和内镜图像对照）。

长脊型最常见，短脊型显示脊根部清楚且明确，但脊身很短，甚至不清楚（图2.5～图2.9示长脊和短脊）。在内镜下，脊根部左侧和胃体之间的毗连区域即是食物流入道的入口处。食物从食管经过流入道沿胃小弯进入胃体腔内。食物流入道及其附近的脊根部黏膜是食物流动终日接触和摩擦刺激的黏膜区。经30余年6万余例内镜观察，

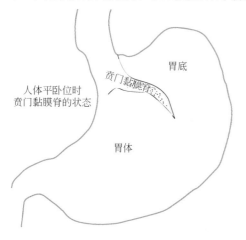

图2.4　示意人体平卧位时贲门黏膜脊状态。

发现此区域黏膜（包括脊根部及其同胃体的毗连区）是易感区，面积为1.5～2.0cm^2，食管胃交界部腺癌频发于此，故引起极大关注。内镜观察时，如将贲门区比作时钟表盘，则10点钟至1点钟区位，为食管胃交界部腺癌频发区。根据各时期、多地区和多团队筛查结果的平均数据，如表盘上的数字显示，10点钟至1点钟方位，食管胃交界部腺癌的平均发现率为89%左右；而1点钟至4点钟方位，为2%左右；4点钟至7点钟方位，为4%左右；7点钟至10点钟方位，为5%左右（图2.10、图2.11）。

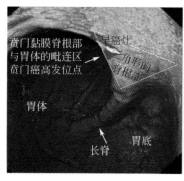

图2.5

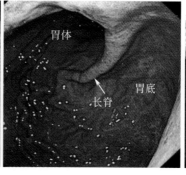

图2.6

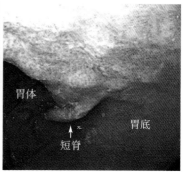

图2.7

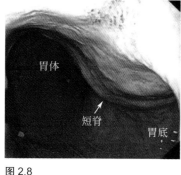

图2.8

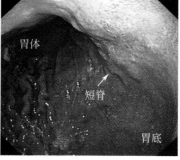

图2.9

图2.5～图2.9　显示贲门黏膜长脊和短脊的状态。

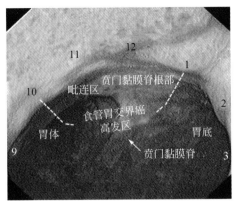

图 2.10

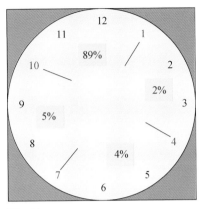

图 2.11

图 2.10、图 2.11　显示食管胃交界部腺癌发病部位和发病率，相当于时钟表盘的方位（内镜图像和手绘时钟表盘图对照）。

2.3　食管胃交界部腺癌高发位点的发现和研究

　　食物进胃的流入道入口处，即是食管胃交界部腺癌的高发位点。内镜观察相当于时钟的 10 点钟至 1 点钟方位，包括贲门黏膜脊根部及其与胃体的毗邻区。解剖上属胃小弯侧。

　　在高发现场研究食管胃交界部腺癌早期诊断的工作中，内镜检查是主要研究手段。经大量内镜检查，发现贲门区黏膜异常和可疑癌灶主要发生在贲门小弯侧，即贲门脊根部周围。因此，开始怀疑食管胃交界部腺癌可能有高发位点。于是在食管胃交界部腺癌的早期诊断研究中，特别注意搜集证据，寻找食管胃交界部腺癌高发位点的线索。在 20 世纪 80 年代，研究食管癌早期诊断和早期治疗的同时，激发起来的对食管胃交界部腺癌早期诊断的研究兴趣，一直在发酵。笔者遂决定设计一项探索食管胃交界部腺癌早期诊断的课题：第一步，观察外科切除的大体标本上食管胃交界部腺癌在贲门区频发的位置。第二步，内镜观察、验证与在离体标本上的发现是否一致或相左。首先，搜集和研究外科手术切除的中晚期食管胃交界部腺癌大体标本。因为本课题组的主要成员是胸外科医生，这项工作开展得比较顺利。与三家开展胸外科的医院合作，在两年内共观察研究新鲜外科切除的中晚期食管胃交界部腺癌大体标本 500 例。发现 390 例（78%）肿瘤的中心点位于小弯侧（假定肿瘤的中心点为肿瘤起源点），45 例（9%）偏离小弯侧，65 例（13%）因肿瘤浸润广泛，不能确定中心点。经研究分析 500 例手术切除的中晚期食管胃交界部腺癌大体标本资料，确认食管胃交界部腺癌频发的起源点聚焦于胃小弯侧。

除了日常工作中，确认发现的每例食管胃交界部腺癌（或称贲门癌）的发病位置外，于 2002 年，在食管癌高发的太行山地区，选择四个相邻的村庄，集中开展验证性食管胃交界部腺癌高发位点的内镜筛查研究。应用整群抽样方法，共组织年龄在 40 ~ 69 岁的高危人群 1250 人进行内镜筛查。基于贲门区黏膜病变的主要表现为颜色改变（红色）和形态改变（糜烂）的特征，确认这些特征性病灶存在的部位，验证它们与食管胃交界部腺癌大体标本观察的结果是否相关。

此验证性课题设定，从有颜色或形态改变的病灶区咬取 2 块以上组织活检。如贲门黏膜正常，也需在高发位点咬取 2 块有病理研究价值的组织块，探索有无潜在病变的信息。1250 例内镜观察发现，贲门区黏膜有局限或广泛红区改变者 61 例，占 4.9%；有糜烂灶者 38 例，占 3%。两者共 99 例，占 1250 例的 7.9%。99 例中活检病理报告，除 26 例为各类胃炎外，其余 73 例（占 99 例的 73.7%）中，低度腺上皮不典型增生 44 例，高度腺上皮不典型增生 7 例，黏膜内癌 20 例和浸润性腺癌 2 例。1250 例高危人群，经内镜筛查发现食管胃交界部腺癌和癌前病变 73 例，其检出率为 5.84%（73/1250）。

73 例癌前病变和食管胃交界部腺癌病例的病灶, 68 例位于高发位点区，占 93.2%（68/73）；不在高发位点区者 5 例，占 6.8%（5/73）。经 1250 例验证性内镜筛查研究，证实 93.2% 癌前病变和食管胃交界部腺癌的始发点在胃小弯侧，即贲门黏膜脊根部及其偏胃体侧的一片 1.5 ~ 2.0cm^2 的黏膜区，此即食管胃交界部腺癌高发位点（区）。对贲门区黏膜正常的人群，进行的高发位点黏膜活检中，病理报告为萎缩性胃炎者 180 例，占 14.4%（180/1250），这一病理组织诊断信息的发现，加深了对该区黏膜易感性的认知。此验证研究检出高度腺上皮不典型增生 7 例，黏膜内腺癌 20 例和浸润性腺癌 2 例，共 29 例。其食管胃交界部腺癌的检出率为 2.32%（29/1250）。食管胃交界部腺癌高发位点的发现，对早期诊断帮助极大，使得内镜检查时有的放矢，易于发现病灶。特别是在高发区进行大人群的食管胃交界部腺癌内镜筛查工作中，高发位点的确认，起到在大片胃黏膜上对早期癌病灶的定向和定位作用，引导内镜"直奔"高发位点，观察该处黏膜状态，提高了工作效率和早期癌灶的发现率（图 2.12 ~ 图 2.27 示高发位点的早期癌灶）。

30 多年在高发现场潜心研究食管胃交界部腺癌早期诊断，进行 78 000 余例高危人群内镜筛查，发现 1684 例食管交界部腺癌（包括高度腺上皮不典型增生），总检出率达 2.16%，其中早期食管胃交界部腺癌 1404 例，占 83.4%。高发位点的发现，功不可没。

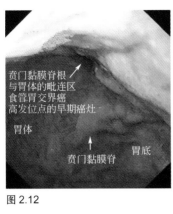

贲门黏膜脊根区
与胃体的毗连区
食管胃交界癌
高发位点的早期癌灶

胃体

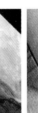

贲门黏膜脊 　　胃底

图 2.12

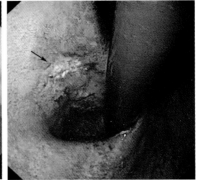

图 2.13

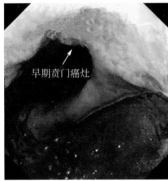

早期贲门癌灶

图 2.14

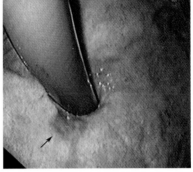

图 2.15

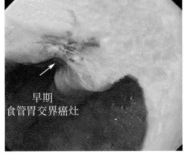

早期
食管胃交界癌灶

图 2.16

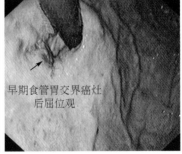

早期食管胃交界癌灶
后屈位观

图 2.17

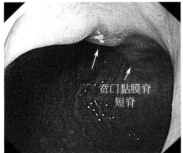

贲门黏膜脊
短脊

图 2.18

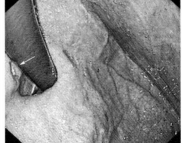

图 2.19

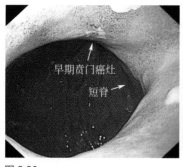

图 2.20

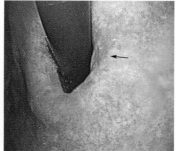

图 2.21

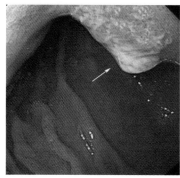

图 2.22

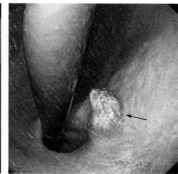

图 2.23

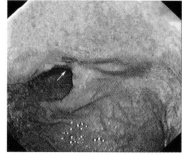

图 2.24

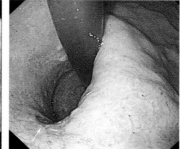

图 2.25

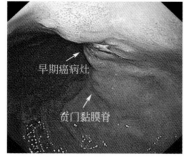

图 2.26

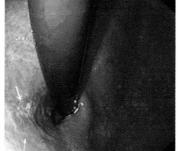

图 2.27

图 2.12～图 2.27　选取 8 例，正位和后屈位内镜图像，显示高发位点的早期食管胃交界部腺癌（或称早期贲门癌）病灶存在情况。活检报告为高度腺上皮不典型增生和 / 或黏膜内腺癌。

2.4　高发位点（区）黏膜形态异常的前瞻性研究

高发位点（区）的黏膜上皮，腺癌的发病率高于其他部位已得到证实。但对该区黏膜的易感性的研究，还需要从多个角度进行观察和认证。1987年在河南省林县进行的食管癌营养干预队列研究的内镜复查时，有计划地对食管胃交界部腺癌高发位点（区）黏膜的演变情况进行了一次前瞻性研究。复查人群851例，内镜检查活检病理诊断为早、中和晚期食管胃交界部腺癌者共43例，检出率5.05%。另外，高发位点（区）黏膜充血、轻度糜烂或黏膜粗糙等黏膜异常者32例，均在异常处活检2块黏膜组织，病理报告未发现癌。

此32例作为研究组（图2.28～图2.32）。同时，选择同一天检查，同村和性别年龄相仿者79例，内镜观察高发位点（区）黏膜正常，咬取活组织1块，病理报告未发现癌者，作为对照组。研究组中，男性22例，女性10例，年龄47～70岁，中位年龄60岁。对照组79例，男性51例，女性28例，年龄45～71岁，中位年龄60岁。从1987年12月第一次内镜检查开始，至2002年12月最后一次随诊止，两组进行15年前瞻性随访观察研究。其间平均每例内镜随诊2.2次，癌变病例均经病理诊断证实。

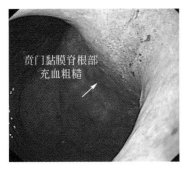

图 2.28

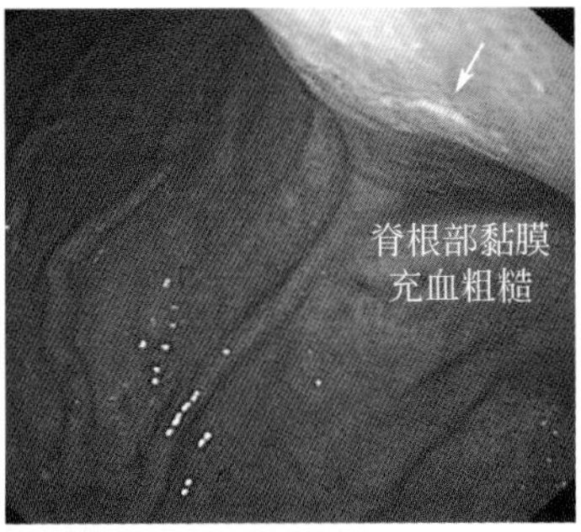

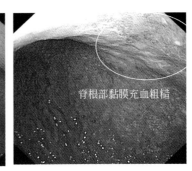

图 2.29

图 2.30

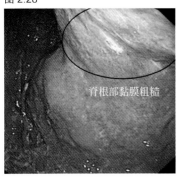

图 2.31

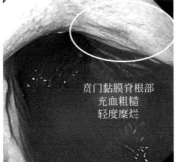

图 2.32

图 2.28～图 2.32　显示贲门黏膜脊根部异常，如充血、粗糙、不规则或糜烂等改变。活检报告为低度腺上皮不典型增生和慢性胃炎。

15 年随诊观察研究，两组疾病诊断和癌变情况见表 2.1。研究组 32 例中，18 例先后演变为食管胃交界部腺癌，癌变率为 56.25%（18/32）。对照组发现 4 例食管胃交界部腺癌，癌发生率 5.06%（4/79）。两组癌变率不同，相差 11 倍，统计学差异显著（$P<0.01$）。

表 2.1　32 例贲门脊根部黏膜异常者和 79 例对照组随访 15 年癌变情况

病理诊断	研究组			对照组		
	病例数	癌变数	癌变率（%）	病例数	癌变数	癌变率（%）
正常黏膜	5	2	40.0	16	1	6.1
浅表性胃炎	0	0	0.0	20	0	0
慢性胃炎	5	2	40.0	34	0	0
萎缩性胃炎	6	4	66.7	4	1	25.0
低度腺上皮不典型增生	12	7	58.3	5	2	40.0
高度腺上皮不典型增生	4	3	75.0	0	0	0
合计	32	18	56.25	79	4	5.06

两组经 15 年前瞻性随诊研究，以期为提高对食管胃交界部腺癌高发位点的认知和认可提供科学证据。高发位点及其周围黏膜，永恒地处于经常流动的具有物理的和含有化学因素的食物的摩擦和刺激环境中，激活了该区黏膜细胞的易感性或癌变的高危险性。因而，应关注高发位点（区）的黏膜在发病学上的意义。

从 20 世纪 80 年代发现食管胃交界部腺癌的高发位点以来，对其黏膜的形态和特性进行了广泛而深入的观察和研究。赖少清教授在河北省涉县食管胃交界部腺癌高发区的研究发现，在高发位点（区）的黏膜活检的病理报告为慢性活动性胃炎和萎缩性胃炎的发病率为 37.6%。其中 80% 病例该处黏膜有轻度形态改变。证实该处黏膜的轻度形态改变是慢性活动性胃炎和萎缩性胃炎的病理性黏膜反应，也表明慢性活动性胃炎和萎缩性胃炎可能是食管胃交界部腺癌的癌前状态。

经前瞻性观察研究发现，贲门脊根部黏膜形态异常改变，预示具有高度癌变倾向。贲门黏膜脊根部左侧与胃体间的一片毗邻区黏膜，为食管胃交界部腺癌的高发位点（区），已经反复观察研究印证。重视对该部位的认知并进行重点检查，对食管胃交界部腺癌早期诊断和早期治疗有重要价值。

2.5　早期食管胃交界部腺癌的内镜诊断

　　早期食管胃交界部腺癌没有特征性的临床症状。笔者团队发现的早期食管胃交界部腺癌病例，均为内镜筛查的结果。询问这些患者的病史，有的回答没有任何症状，另一些患者回答偶有上腹不适、胃胀和胃痛等，同慢性胃炎的症状相同。可见，慢性胃炎的"症候群"，包含着许多疾病，诊断时应认真并审慎鉴别。

　　近年来，内镜检查是早期食管胃交界部腺癌诊断的主要方法或手段。因为它可以直接观察，确认病灶的性状和部位。直视下咬取活组织检查，取得准确的病理诊断（金标准）。但因病灶位置特殊，早期食管胃交界部腺癌的诊断仍有一定困难。①病灶小，形态特征有时不明显；②病灶隐蔽，通常位于食管移行入巨大胃囊时的近90°拐角的边缘内面；③图像不稳定，不利于观察。这是因为患者对内镜检查的不适反应，不自觉地做咽下动作，食管蠕动，唾液泡沫和呼吸时膈肌运动等原因造成。

　　内镜观察贲门区黏膜时，在食管胃蠕动的情况下，通常观察到食管胃交界区黏膜形态的典型画面，即食管胃交界线，线上和线下的一段红色的胃黏膜和食管黏膜（图2.33～图2.43）。这段胃黏膜，在胃充气的情况下，相当于食管移行入胃拐角区的解剖位置，或者称为交界线下2～3cm宽一周贲门区黏膜。这段显露的胃黏膜上，如果看到在10点

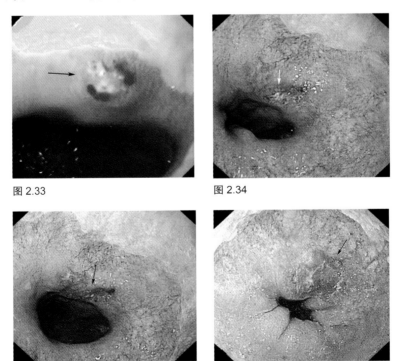

图 2.33　　　　　　　　　　　　　图 2.34

图 2.35　　　　　　　　　　　　　图 2.36

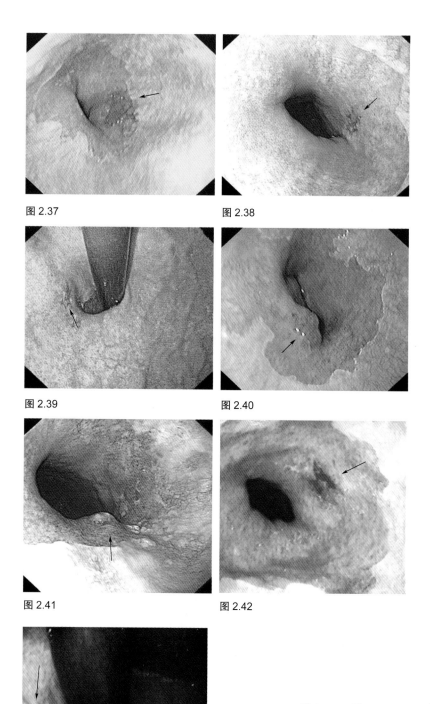

图 2.37

图 2.38

图 2.39

图 2.40

图 2.41

图 2.42

图 2.43

图 2.33～图 2.43　显示交界线上、下部分食管和胃黏膜暴露情况，以及胃黏膜上早期癌灶的显露。活检报告：高度腺上皮不典型增生和／或黏膜内腺癌。其中图 2.40 和图 2.41 病例，发病部位为非高发位点（注：图 2.39 是图 2.38 的后屈位观察图像，图 2.43 是图 2.42 的后屈位观察图像）。

钟至 1 点钟方位上有红斑、红色糜烂灶或斑块等病灶，则相当于高发位点（区）病灶。继续推进内镜入胃，将显现贲门区内镜观察的典型画面（即食管胃交界部内镜解剖的画面），刚才看到的病灶就是高发位点上的病灶，同一个病灶在不同状态下的显露。

另一种情况，内镜达贲门上方时，有时发现骑在交界线上的红色糜烂病灶，有时累及一段交界线黏膜，有时累及全周交界线黏膜（图 2.44 ~ 图 2.46 示骑交界线病灶）。然后慢慢推内镜进入胃贲门区。首先轻轻挑起上壁，显露贲门黏膜脊根部和左侧胃体毗邻的黏膜，暴露高发位点区的画面。重点观察该区黏膜状态，特别是脊根部及其毗邻区黏膜有无异常，如红肿、粗糙、糜烂或斑块等异常情况。食管胃交界区解剖复杂，对病灶存在的状态和情况应警惕。由于食管移行入胃囊，食物通道迂曲，黏膜皱褶和周围脏器（肝脾等）挤压等因素，造成该区解剖反褶异型，给内镜下识别解剖结构增加了困难。况且一些微小病灶的早期癌，常常位于拐角或皱褶处，术者只顾内镜前进，未顾及"门后"（比如，进入房屋门时的情况）还隐藏着东西，造成漏诊，宜警惕。

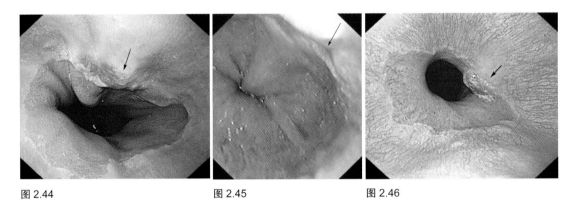

图 2.44   图 2.45   图 2.46

图 2.44 ~ 图 2.46   显示骑交界线的病灶。活检报告为高度腺上皮不典型增生和／或黏膜内腺癌（图 2.97 示骑交界线病灶的大体标本图像）。

早期食管胃交界部腺癌病灶内镜观察的表现：

（1）贲门黏膜颜色改变。黏膜呈红斑状，通常表现为局部红色斑片，边界比较清楚，病灶平坦。内镜后屈位观察时，能更清楚地看到边界和病灶表面状态。这型病灶在贲门黏膜阳性发现中占 40% ~ 50%，但活检病理诊断，其中 5% 左右为早期癌或癌前病变，即不同程度的腺上皮不典型增生。其余为各类慢性胃炎（图 2.47 ~ 图 2.50 示黏膜红色状态）。

（2）贲门黏膜形态改变。早期食管胃交界部腺癌（或称早期贲门癌）的形态主要为红色糜烂灶和少数病例为斑块状病灶。红色糜烂灶边界清楚，表面不平坦，呈颗粒状或凸凹不平的病灶。内镜后屈位观察，可观察到比较理想的内镜画面，这是由于贲门位置和状态关系，后屈位时，减少胃蠕动和呼吸时膈运动的影响，画面稳定，病

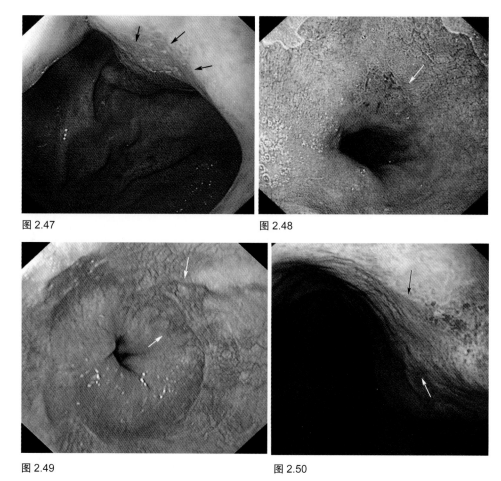

图 2.47   图 2.48

图 2.49   图 2.50

图 2.47 ～图 2.50　显示黏膜局部红区的颜色改变。活检报告为低度腺上皮不典型增生和慢性胃炎。

灶形态显示得更清晰，便于观察。病灶边界和表面状态历历在目。此型病灶占贲门黏膜阳性发现的 30% ～ 40%。活检病理诊断，其中 60% ～ 70% 为早期腺癌，20% 为低度腺上皮不典型增生，其余为胃炎（图 2.51 ～图 2.61 示早期癌糜烂型病灶）。

关于斑块型病灶，为稍隆起于黏膜的灰白色斑块，通常斑块表面呈不规则或颗粒状，斑块型早期食管胃交界部癌较少（图 2.62 ～图 2.66 示斑块型病灶）。

活检是早期诊断的关键步骤，病理是早期诊断的金标准，决定治疗计划的关键。务必认真操作，不得大意。活检时，内镜画面要稳定，靶标病灶位置要稳定，目视下精准定位，切勿盲目活检（与食管黏膜不同，贲门黏膜活检易出血，将辟另章详述）。经验表明，第一次活检最重要，阳性率高，因画面干净，靶标定位明确。由于第一次活检的黏膜破坏和出血，影响随后第二次活检定位的准确性，第二次活检常常不理想，因此强调第一次活检操作的重要性。特别提示，后屈位活检，空间定位比较困难，宜注意矫正内镜和活检钳与靶病灶的角度和距离。活检病理报告时有差异，多因活检病

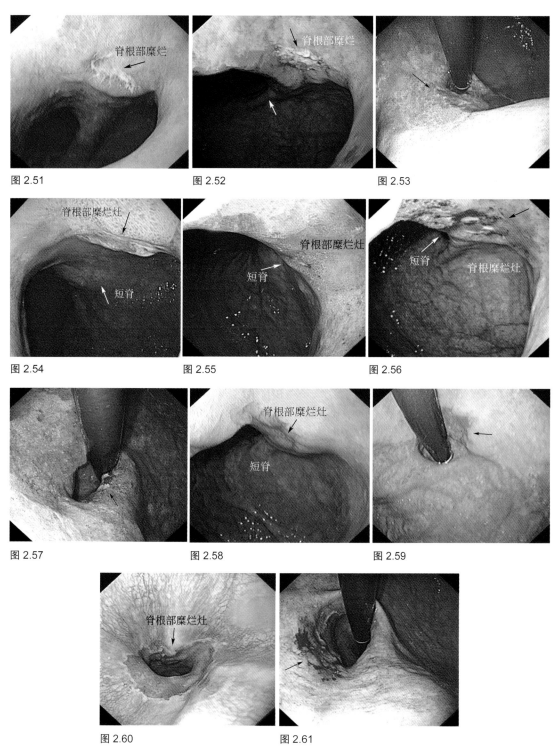

图 2.51 图 2.52 图 2.53

图 2.54 图 2.55 图 2.56

图 2.57 图 2.58 图 2.59

图 2.60 图 2.61

图 2.51 ~ 图 2.61 显示发生在贲门脊根部周围，即高发位点（区）内的糜烂型早期食管胃交界部腺癌（或称早期贲门癌）病灶。活检报告：高度腺上皮不典型增生和黏膜内腺癌（注：图 2.52 和图 2.53、图 2.56 和图 2.57、图 2.58 和图 2.59、图 2.60 和图 2.61，4 例皆为正位和后屈位对应的内镜观察图像）。

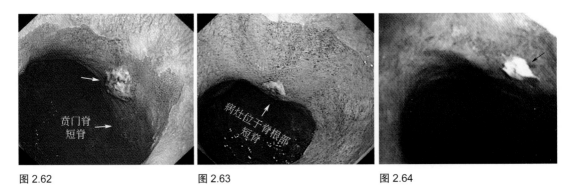

图 2.62　　　　　　　　图 2.63　　　　　　　　图 2.64

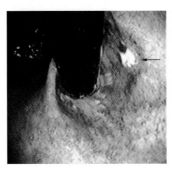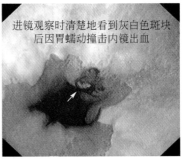

图 2.65　　　　　　　　图 2.66

图 2.62 ～ 图 2.66　显示早期食管胃交界部腺癌（或称早期贲门癌）斑块型黏膜病灶。活检报告为高度腺上皮不典型增生和黏膜内腺癌（注：图 2.64 和图 2.65 为同一病例正位和后届内镜观察图像）。

灶定位不准确或咬取的标本太小或呈破碎状，不利于病理检查，甚至影响病理医生的诊断结果。在高发现场筛查工作中，确诊的病例常因无症状和无痛苦而拒绝治疗。只好转入长期随诊，定期内镜复查，观察病情变化，随时提出处理意见。下面列举 2 个典型长期观察病例，供读者参考。

　　病例 1　患者，男性，48 岁，教师。1989 年内镜筛查时发现高发位点处红色糜烂灶，活检病理报告为腺癌，患者拒绝治疗。此后 7 年去某大城市的几个大医院，先后又做了 5 次内镜检查，2 次报告可疑，3 次报告阴性。1996 年又回到林州市高发现场食管癌研究基地，述说上述经历并出示各大医院内镜科和病理科的诊断报告。科研基地为他再次行内镜复查，活检报告为腺上皮高度不典型增生，继续观察。到 1998 年，再次行内镜复查报告为黏膜内腺癌，患者拒绝治疗。2000 年，时年 59 岁，再次行内镜复查仍报告为黏膜内腺癌。这次患者要求手术治疗，外科切除标本病理报告为黏膜下浸润癌。前后共观察 11 年。

　　病例 2　患者，男性，44 岁，农民。1991 年内镜筛查时，发现高发位点区黏膜红色糜烂灶，活检报告为可疑腺癌。1996 年内镜复查活检报告为腺上皮高度不典型增生。

2002年再次内镜复查，活检报告为黏膜内腺癌，患者拒绝治疗。2007年再次内镜复查，活检仍报告为黏膜内腺癌。时年60岁，患者要求手术治疗，切除标本病理诊断为黏膜下浸润腺癌。发现至手术治疗，随诊观察16年。

这类病例不是个案，在我们科研基地的内镜随诊研究中，有比较完整的记录者126例。病例情况各不相同，观察时间在5~20年，内镜复查在3~8次，平均3.8次。但有85例患者因各种原因流散去其他医院治疗，我们不知道这些患者经历过怎样的检查和处理，但他们的病情依然缓慢地发展。最后，我们追踪到他们的治疗结果和病理诊断，但均属晚期。

2.6　早期食管胃交界部腺癌的自然生存率

由于发现食管胃交界部腺癌的高发位点，近年来食管胃交界部腺癌的早期诊断率明显上升。这一发现对食管胃交界部腺癌的早期诊断和早期治疗甚至对食管胃交界部腺癌发生发展的自然史研究很有帮助。同食管癌一样，临床报告晚期食管胃交界部腺癌从确诊到死亡，不经任何治疗，自然生存8~10个月。关于早期食管胃交界部腺癌的自然史，食管癌高发现场研究基地有一组观察资料可供参考。

1983年，高发现场食管癌营养干预试验组，对3600例细胞学诊断为重度不典型增生人员开始投药。到1987年，对其中851例进行内镜复查时，除重点观察食管黏膜状态外，顺便进行贲门区黏膜的研究。重点观察食管胃交界部腺癌高发位点即贲门黏膜脊根部的状态。无论正常或异常，均须咬取活检，寻找贲门黏膜早期癌变的组织学信息。在内镜复查的851例中，发现各期食管胃交界部腺癌43例，检出率为5.05%（43/851）。其中，中晚期食管胃交界部腺癌12例，占27.9%（12/43），均已治疗。早期食管胃交界部腺癌31例，占72.09%（31/43）。31例早期食管胃交界部腺癌中14例先后得到不同方法的治疗。其余17例，因各种原因拒绝任何治疗，一直随诊观察14年，直到2001年因不同疾病或其他原因导致最后一例死亡为止（表2.2示17例预后情况）。

17例患者中男性9例，女性8例；年龄49~73岁，中位年龄61.5岁。病灶位于贲门黏膜脊根部即高发位点者15例，占88.24%（15/17）。2例病灶位于非高发位点部位，占11.76%（2/17）。17例中，12例死于食管胃交界部腺癌，诊断明确，均有病理资料。另外5例，3例死于出血性脑卒中，2例死于外伤。12例死于食管胃交界部腺癌的生存期从3年到14年不等，共生存84.8年，平均每例生存7.07年。12例中，5年以内死亡者4例，5年以上死亡者8例。5年自然生存率为66.67%（8/12）。其中生存10

年以上者 2 例，10 年生存率为 16.67%（2/12）。死于其他疾病的 5 例，共生存 48.6 年，平均每例生存 9.72 年。全组生存 5 年以上者 13 例，5 年自然生存率为 76.47%（13/17）。10 年以上者（最长生存 14 年）4 例，10 年自然生存率为 23.53%（4/17）。

表 2.2 17 例未经治疗的早期食管胃交界部腺癌患者的预后情况

编号	性别	年龄（岁）	病理	病灶部位	预后
1	女性	61	黏膜内腺癌	12°	死于食管胃交界部腺癌，生存 10.3 年
2	男性	63	腺癌	12°	死于食管胃交界部腺癌，生存 8.3 年
3	男性	73	黏膜内腺癌	6°	死于食管胃交界部腺癌，生存 6.6 年
4	男性	65	腺癌	10°	死于食管胃交界部腺癌，生存 4.3 年
5	女性	66	黏膜内腺癌	10°	死于脑卒中，生存 9 年
6	男性	61	黏膜内腺癌	12°	死于食管胃交界部腺癌，生存 10 年
7	女性	59	原位癌	12°	死于脑卒中，生存 3.3 年
8	男性	66	黏膜内腺癌	10°	死于外伤，生存 9 年
9	男性	49	腺癌	12°	死于外伤，生存 12.3 年
10	女性	57	黏膜内腺癌	11°	死于食管胃交界部腺癌，生存 8 年
11	女性	52	腺癌	10°	死于食管胃交界部腺癌，生存 5.5 年
12	女性	64	腺癌	10°	死于食管胃交界部腺癌，生存 4.5 年
13	男性	67	黏膜内腺癌	10°	死于食管胃交界部腺癌，生存 7.3 年
14	女性	65	黏膜内腺癌	9°	死于食管胃交界部腺癌，生存 9 年
15	女性	57	腺癌	11°	死于食管胃交界部腺癌，生存 3 年
16	男性	64	原位癌	11°	死于脑卒中，生存 8.2 年
17	男性	63	黏膜内腺癌	12°	死于食管胃交界部腺癌，生存 14 年

注：病灶部位为内镜视野中相应的时钟方位。

上述的早期食管胃交界部腺癌自然发展史是从内镜筛查发现并确诊之日算起。而真实的自然生存时间，即食管胃交界部腺癌的自然史（食管癌同样），应该从贲门黏膜上皮细胞癌变算起，但要了解细胞癌变的准确时间十分困难。通常在高发区进行大人群内镜筛查，同时可以发现一批各期食管胃交界部腺癌和各级癌前病变的病例。但这是一个在特定时间、人群生命进程中的横断面上健康情况的暴露。它是各种病变发展过程中参差不齐的各自病程的一个"截点"。筛查发现的早期癌，其原始发病时间根本不知道。但知道其不是同时发病的，结局也不会是同时的。所以我们只知道发现早期癌时间和最后死亡时间。现在报告的早期癌自然生存时间是指发现（不是发病）时间至最后死亡的时间。认清这一点同样重要，它可以回答许多问题。例如，为什么（不给予任何治疗或干预的情况下）早期癌发展到晚期速度是不同的？有些患者需要3～5年，而另一些则需要10～14年。这就是因为发病的时间不同，尽管发现时间相同，但发展到晚期的时间是不同的。当然，肿瘤的发展速度还会受各种因素影响，表现出个体差异。癌发生发展的全过程是癌细胞和宿主间长期连续与动态的相互作用的历程。所以，早期癌发展到晚期癌是长期而缓慢的过程。早期癌长期处于冬眠状态，对于早期发现和早期治疗的时机选择很有意义。在这5～10年的潜伏期内，增加早期诊断的机会及选择合适的治疗时间。资料中还有一个提示，死于食管胃交界部腺癌的12例中，4例死于5年内，5年死亡率为33.3%。表明死于5年内的4例患者，发病时间比较早，待到内镜筛查发现时，尽管临床症状、病灶形态和活检病理诊断尚属早期，然而病情发展已近中晚期。故经内镜筛查发现后，不予任何处理的情况下，任其自然发展，自然病程是有限的。因此，在提倡不应过度治疗的同时，亦不应延误治疗。才能获得对患者最佳的治疗效果。对于任何治疗方法的效果评价，均应充分考虑食管胃交界部腺癌自然发展史的因素，这样评价才有意义，才会得出比较正确的结论。

2.7 食管胃交界部腺癌规模人群内镜筛查的经验和推广

2006年全国第3次死因回顾抽样调查资料显示，胃癌仍居城市和农村地区恶性肿瘤死亡顺位的第3位，高于食管癌。贲门区或称近端胃是胃解剖的构成部分，在胃癌的肿瘤部位发病率中占有重要位置。根据胃癌临床流行病学报告，胃底贲门癌占全部胃癌的30%～45%。因此，食管胃交界部腺癌在上消化道癌筛查和早诊早治的工作中，应给与必要的关注。从2006～2009年，在全国7个省中的9个县（试点）的部分人群，开展食管癌筛查和早诊早治的国家公共卫生防癌工作中，将同食管癌关系密切的食管胃交界部腺癌纳入该筛查计划。与食管癌内镜筛查同时进行，并行不悖，顺路搭车式地完成食管胃交界部腺癌筛查工作。

（1）背景资料。贲门区是食管向胃移行的部位，在这里食管末端突然展开成为袋状（或称囊状，俗称胃囊）的胃。在这个近90°角的拐弯处发生的胃癌，即食管胃交界部腺癌。它有两个特性：一则具有隐蔽性，其因贲门局部解剖特殊所致；二则同食管癌一样，因阻塞食物通道，出现下咽困难症状。由于贲门解剖部位同食管的特殊关系及吞咽困难造成的痛苦症状，其诊断方法和治疗方法与食管癌基本相同。长期以来，食管胃交界部腺癌的诊疗附在胸外科平台上，同食管癌一起属胸外科的工作范围。

所以食管癌内镜筛查理应包括食管胃交界部腺癌。食管癌和食管胃交界部腺癌同时进行内镜筛查，确实一举两得。长期以来，食管胃交界部腺癌诊断主要依据 X 线造影检查。因贲门解剖部位特殊（一般情况下，食管胃交界部腺癌诊断比食管癌还要晚），在早期阶段，病灶隐蔽不易发现，极易漏诊。当发展到中晚期出现吞咽困难症状时，患者才到医院就诊。甚至少数病例第一症状是上消化道大出血，胃穿孔致急腹症或出现远处转移灶才就诊，可惜均至晚期。

为了早期诊断，医生仔细研究 X 线影像资料，希望找到食管胃交界部腺癌的早期 X 线征象，但因不确定的诊断依据而导致漏诊或过度治疗，甚至遭遇阴性手术探查而关胸。由于早诊方法和技术没有解决，食管胃交界部腺癌早期诊断一直限于在医学杂志上的呼吁。

笔者从 20 世纪 80 年代开始，在食管癌高发区致力于食管癌早期诊断内镜研究的同时，探索食管胃交界部腺癌的早期诊断方法、技巧和技术路线。经过长期和大量的内镜观察发现，80% 以上的食管胃交界部腺癌发生于贲门右后壁小弯侧。内镜下观察显示为贲门黏膜脊根部的胃体侧，确认该处为食管胃交界部腺癌高发位点（前文已详述）。为了确认此高发位点，在过去 30 年内进行多次验证性筛查工作。结果毋庸置疑，贲门癌存在高发位点是客观事实。经过 30 多年的艰辛探索，终于找到早期发现食管胃交界部腺癌的捷径，这是食管胃交界部腺癌早期诊断方法的一项重要贡献。从此，食管胃交界部腺癌的早期诊断容易多了。这些在高发现场取得的科研成果和积累的经验，奠定了实施规模人群食管胃交界部腺癌内镜筛查的理论和技术路线的科学依据。

（2）课题或项目的实施。食管胃交界部腺癌内镜筛查是与食管癌内镜筛查捆绑在一起进行的。因此，课题或项目实施的一系列复杂而艰苦的准备和辅助工作，在早期食管癌篇内的"食管癌规模人群内镜筛查的经验和推广"中已详述，这里不再赘述。

（3）技术方案和技术培训。笔者的科研团队在高发现场开展食管癌和食管胃交界部腺癌内镜筛查研究的工作，应分为两个阶段叙述。第一阶段，2005 年以前，为执行国家食管癌攻关课题研究和同时与美国国家肿瘤研究所（NCI）合作研究和探索食管癌早期诊断和早期治疗的方法及群体筛查的技术路线。在河南林州市（林县）和河北磁县食管癌高发现场开展内镜筛查早期食管癌和早期食管胃交界部腺癌的课题研究近 20 年，取得丰富的并可复制的实际工作经验和可行的技术路线。第二阶段，2005 年以后。鉴于上述在高发区课题研究取得的经验和方法，达到将科研成果推广至规模人群开展内镜筛查的条件。在卫生部领导下，委托中国癌症基金会主持，由流行病学科、消化内镜科和病理科组成的专家组指导，施行国家公共卫生防癌抗癌项目，制定技术方案，开展防癌内镜筛查，向全国推广。

技术方案要求：食管癌内镜筛查的同时，进行食管胃交界部腺癌筛查。在内镜完成观察食管黏膜后，循管腔将内镜轻轻推入贲门，按程序显露贲门黏膜脊根部及其毗邻区，即食管胃交界部腺癌的高发位点。进入胃腔后再后屈内镜180º，从胃侧逆向观察贲门黏膜情况，并详细记录。

对筛查团队的要求：筛查前要进行技术培训。强化技术培训的内容，除内镜检查的全部工作程序外，重点强调对贲门黏膜脊和食管胃交界部腺癌高发位点的认识。仔细观察此处黏膜状态，认识病灶及准确的活检是提高早期食管胃交界部腺癌和癌前病变诊断的关键。病理方面，强调早期食管胃交界部腺癌和癌前病变的统一诊断标准，提高病理诊断水平。操作示教方面，特别示范如何显露和认识贲门黏膜脊与脊根部偏胃体侧（左侧）的食管胃交界部腺癌高发位点（区）。其次，示教在何处和如何咬取活组织检查，以保证满足病理诊断的需要和避免活检并发症。

（4）内镜检查的要求。因食管移行入巨大胃囊时，几乎成90°直角拐入，食管胃交界部腺癌常常发生在交界线稍下，即拐角的内面呈半隐蔽状态。当内镜稍快进入胃腔时，早期微小癌灶极易被忽略。相当于快速进入房屋时，只顾向前看、向前进，忽视了躲藏在房门后面的东西。胃腔气体不宜过多，轻轻挑起上壁，即可发现贲门黏膜脊和脊根部偏胃体侧（左侧）的高发位点。如果看不清楚，将内镜顺时针方向转动，将豁然开朗。固然，80%～85%的食管胃交界部腺癌起源于高发位点，还有15%～20%发生在贲门的其他部位。因此，贲门的全周黏膜均应照顾，不要遗漏。仔细观察贲门区黏膜，重点是高发位点处，如发现颜色或形态有任何异常，均应咬取活组织检查，通常咬取2块。如果无任何阳性发现，通常不做任何处理。但如果有兴趣研究食管胃交界部腺癌的发生和演变情况，可以在高发位点（区）咬取活组织进行病理或其他基础研究。同食管鳞状上皮不同，贲门黏膜腺上皮活检后易出血。出血的原因是多方面的，如暴露不充分，图像不稳定，盲目活检，活检方法不正确，空间定位不准确，腺上皮黏膜较脆和黏膜下血管较丰富等。预防出血的方法是务必使图像稳定、暴露清楚，直视下操作，避免盲目活检。务必使活检钳与活检黏膜成直角，尽量避免锐角，以避免撕扯黏膜。活检钳伸出宜短一些，避免揪起黏膜呈帐篷状，这类状态极易造成黏膜被撕裂出血。活检时活检钳的工作原理，不是"咬切"黏膜组织，而是将黏膜拉入内镜隧道时"冲切"黏膜组织。因此，当咬住黏膜时，应推进内镜靠近黏膜，缩短黏膜与内镜活检隧道口的距离，再拉出活检钳，则损伤黏膜少而轻，减少出血。否则，咬住黏膜，内镜距离黏膜尚远，这时拉出活检钳，黏膜将被揪起呈帐篷状，有可能撕脱大片黏膜造成出血。活检出血当时可以发现，或术后6～12小时以内出现。患者出现呕血、心悸、脉速和血压下降等症状。处理原则是保守疗法，如禁食、输液和给止血剂等，一般12～24小时内治愈。少数病例需立即再做内镜检查，了解出血情况和状态，决定治疗方案。如果再次内镜检查，发现活检处有血块或血栓附着，无活动性出血现象，则不要做任何处理，千万不要触动血栓，拔除内镜，保守治疗，密切观察。如发现有活动性出血，如滴血或涌血情况，则视情况采取电凝或 APC（氩离子热凝固术）等止血处理。极少数病例需手术治疗。笔者于 1989 年遇到一例，当天上午 9 点钟内镜筛查时，发现高发位点区黏膜红色糜烂病灶，内镜诊断为早期食管胃交界部腺癌，诊断比较肯定，但只凭术者的经验，无病理诊断报告。下午 3 点钟发现有出血现象，当即再次行内镜检查，观察活检处还在滴血，血压下降，病情较重。普查地点在农村，医疗条件较差，病情发展较快，为防意外，决定立即手术，行食管胃部分切除术，手术进行顺利，患者情况平稳良好，顺利康复。术后第 3 天病理报告黏膜内腺癌。手术是在当天下午内镜检查后 9 小时进行的，一个优越条件是内镜医生本人也是胸外科医生，诊断有信心，手术决定果断，避免了一次灾难。

全部内镜筛查活检标本经病理诊断确诊后，课题组应为癌前病变和早期食管胃交界部腺癌患者分别制定处理意见。低度腺上皮不典型增生可每 3 年内镜复查一次，高度腺上皮不典型增生每半年内镜复查一次，或者同黏膜内癌一样，可行内镜氩离子热凝固术 (APC) 或黏膜切除术（EMR) 或黏膜下剥离黏膜切除术 (ESD) 治疗。如果不具备技术和设备条件，黏膜内腺癌同黏膜下浸润腺癌一样，可行手术治疗，远期效果是满意的。

（5）内镜筛查的效果和体会。2005 年以前，在食管癌高发现场，实施食管癌和食管胃交界部腺癌早诊早治的课题研究工作中，以及 2005 年以后，向全国推广在高发现场取得的群体筛查经验的 30 余年的艰辛工作，共完成 78 000 余例内镜筛查。发现各期食管癌 2230 例和食管胃交界部腺癌 1684 例。经过如此大规模的筛查工作，笔者团队体会颇深。其一，早期食管癌内镜筛查时，碘染色应用的效果是肯定的。其二，食管胃交界部腺癌高发位点（区）的发现和对早诊的贡献是肯定的。

碘染色的应用，使早期食管癌内镜筛查的理想得以实现，因为"有法（指碘染方法）可依"。实际上，碘染色是食管鳞状上皮细胞状态的碘扫描。对异型变的鳞状上皮细胞，碘染色后尽数显形，一览无遗。高发现场的长期观察证实，鲜有漏诊者，是对食管癌早期诊断的重要贡献。

食管胃交界部腺癌高发位点的发现，使早期贲门癌的内镜筛查变得容易，因为这是"有的放矢"（"的"指高发位点）。高发位点的黏膜面积为 1.5 ~ 2.0cm^2，临床统计 80% ~ 90% 的贲门癌源于此处。如果确认和锁定此高发位点的病灶，进行靶向活检，则 80% 以上的癌前病变和早期食管胃交界部腺癌病例很容易被发现。

按上述技术路线和筛查程序在 2005 ~ 2009 年进行的防癌内镜筛查（7 省中 9 个县）工作中，共完成 53 927 人筛查。发现各期食管癌病变 831 例，食管胃交界部腺癌各期病变 524 例。

两者相加共被检出 1355 例。其中食管癌占 61.3%，贲门癌占 38.7%，两者比例近 6 ∶ 4。该比例同临床报告外科手术治疗的食管癌和食管胃交界部腺癌病例的比例相符。笔者认为这是一项很有意义的工作。前者，是经内镜筛查发现的早、中和晚期的全部病灶；后者，是肿瘤发展到中晚期，经临床治疗的患者。两者比例相符表示食管癌和食管胃交界部腺癌在发展到晚期之前，通过内镜筛查完全可以提前发现全部患者，如在此时给予适当并及时的治疗，阻断它们向晚期发展的机会，将会大大降低死亡率。达到内镜筛查食管癌的根本目的。从而证明，目前以降低食管癌和食管胃交界部腺癌的死亡率而进行的内镜筛查战略是完全正确的，所遵循的技术路线和筛查程序是科学的，结果是满意的，基本满足并达到国家防癌战略的初步要求。

2.8 早期食管胃交界部腺癌的微创黏膜切除治疗

在食管癌高发现场的早诊早治课题研究中，共完成 78 000 余例内镜筛查，发现各期食管胃交界部腺癌 1684 例。其中，早期食管胃交界部腺癌 1404 例 (包括高度腺上皮不典型增生)，占 83.4%。其中 188 例 (包括部分癌前病变 - 低度腺上皮不典型增生) 采用微创黏膜切除 (EMR) 治疗。少数病例采用了氩离子热凝固术治疗（APC，图 2.67 ~ 图 2.74 示 APC 治疗图像共 4 例）。

早期食管胃交界部腺癌 EMR 适应证：选择病灶直径小于 1.5cm 者。由于贲门区局部解剖关系特殊，黏膜凹凸不平，早期癌病灶多位于食管拐入胃囊的黏膜坎上，较大的病灶不适于 EMR 操作。因操作时有困难，故常将内镜顺时针转动,将病灶转到 3 ~ 6 点钟方位,再行 EMR 操作。虽然与食管黏膜切除操作程序雷同,但操作时感到不顺手。术中操作宜细心和谨慎，注意止血，避免损伤肌层，造成穿孔。

本团队实施的 188 例黏膜切除治疗（EMR）早期食管胃交界部腺癌，大部分是在近几年开展的。188 例中，男性 120 例，女性 68 例。年龄分布：40 ~ 49 岁 7 例，50 ~ 59 岁 52 例，60 ~ 69 岁 117 例，70 岁以上者 12 例。病理诊断（切除标本的病理诊断）：黏膜下癌 17 例，黏膜内癌 52 例，高度腺上皮不典型增生 66 例和低度腺上皮不典型增生 53 例。手术过程平稳顺利，24 例在术中或术后 12 小时内有创面出血，均经一般保守处理治愈。未发生重大并发症,恢复满意。EMR 操作程序见图 2.75 ~ 图 2.82。随诊情况：黏膜下癌 17 例，随访到 15 例，4 例复发，复发率 26.7%（4/15）。黏膜内癌 52 例，随访到 20 例，1 例复发，复发率 5%（1/20）。高度腺上皮不典型增生 66 例，随访到 28 例，2 例复发（癌变），复发率 7.1%（2/28）。低度腺上皮不典型增生 53 例，

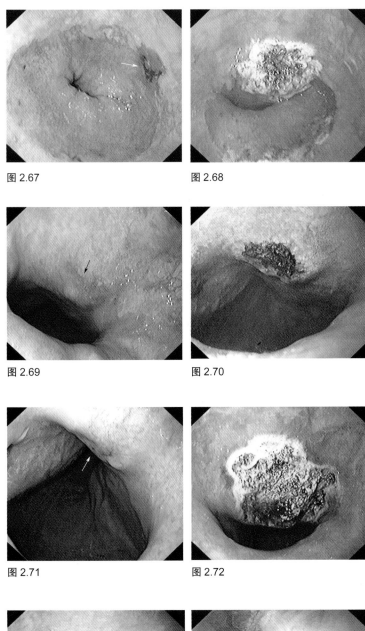

图 2.67

图 2.68

图 2.69

图 2.70

图 2.71

图 2.72

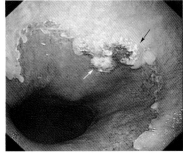

图 2.73

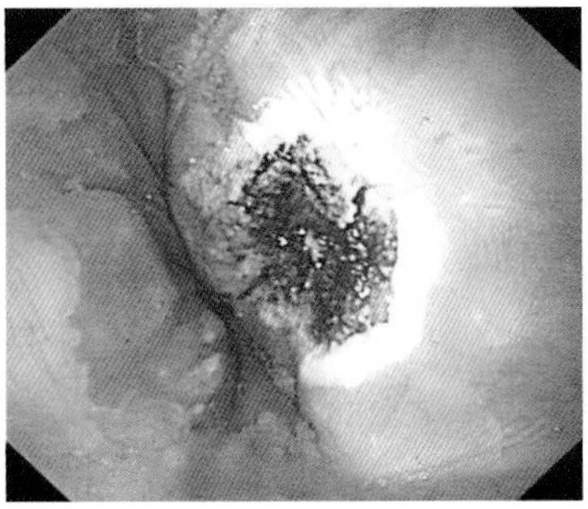

图 2.74

图 2.67 ~ 图 2.74　显示早期食管胃交界部腺癌和癌前病灶 APC 治疗图像，共 4 例。治疗前活检报告：低度至高度腺上皮不典型增生。

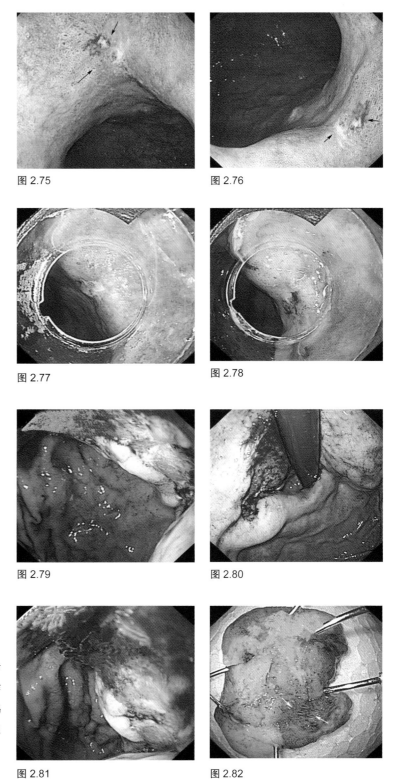

图 2.75

图 2.76

图 2.77

图 2.78

图 2.79

图 2.80

图 2.75 ~ 图 2.82 显示贲门黏膜内腺癌，EMR 操作过程图像。其中图 2.76 为将病灶顺时针转到 5 点钟方位，以利于 EMR 操作。

图 2.81

图 2.82

随访到 24 例，无复发，复查结果和患者一般情况均满意。由于早期食管胃交界部腺癌 EMR 治疗开展时间较短，全部治疗患者仍在随诊中，EMR 治疗早期食管胃交界部腺癌的效果尚需观察。

黏膜切除标本，病理诊断为黏膜下浸润癌者 17 例，其中一部分病例切除标本上，病理检查发现基底切缘有癌细胞残留，切缘未净，残留癌组织为复发的隐患。不论是早期食管癌或早期食管胃交界部腺癌，如果术前诊断为可疑黏膜下浸润癌，应谨慎选择治疗方法。如果术后标本基底缘发现有癌细胞残留，应予以辅助化疗等处理。并每 3 ~ 6 个月内镜随诊一次，如发现癌复发，应早日外科手术治疗，以免贻误治疗时机。

2.9　早期食管胃交界部腺癌的外科手术切除治疗

食管胃交界区或称贲门区，由于解剖结构复杂，不像食管黏膜平整，故不利于黏膜切除操作。而且一些医院尚不具备微创外科的条件，在选择治疗方法时，趋于选择常规的外科手术切除治疗者居多。

笔者对 90 例早期食管胃交界部腺癌采用常规左胸后外侧切口，食管胃部分切除和上腹部腹膜后、胃左血管周围及下纵隔食管周围淋巴结清除术。然后，行食管胃主动脉弓下，食管全层同胃黏膜端端吻合术，均采用手法丝线吻合。术后并发症发生率 4.4%（4/90），无吻合口瘘。术后死亡 1 例，手术死亡率 1.1%（1/90），此患者术后 3 周、出院前一天，因药物过敏死亡。

90 例切除标本经病理检查诊断为黏膜内腺癌 46 例 (51.1%)，黏膜下浸润性腺癌 44 例 (48.9%)。上下切缘未发现残留癌组织。早期食管胃交界部腺癌手术切除大体标本及其病理组织切片见图 2.83 ~ 图 2.136。全部外科标本共发现 715 个淋巴结，其中 6 个（5 例）转移，淋巴结转移率为 0.84%（6/715）。病例转移率为 5.6%（5/90），均为黏膜下浸润性腺癌。黏膜内腺癌的病例手术治疗后，总体生存效果明显优于黏膜下浸润性腺癌。90 例早期食管胃交界部腺癌术后随诊 30 年。5、10、15、20、25 年的生存率分别为 91.9%、83.6%、69.6%、49.8%、16.6%。病理诊断为黏膜内癌的病例外科手术治疗后，不仅总体生存效果明显优于黏膜下浸润癌（χ^2=5.7068，P=0.0169），且与癌症相关的死亡率明显低于黏膜下浸润癌，生存率长期保持在 90% 以上（χ^2=8.2204，P=0.0041）。两组生存率对比见图 2.137、图 2.138。

早期食管胃交界部腺癌外科治疗常被认为很容易，因为病期早、病灶小和患者身体状况好。其实不然。正因为患者无症状、身体健康等原因，患者才对手术顾虑重重，既对患癌担忧，又对术后健康担心，希望治好病，身体恢复如前，因此对治疗和术后健康的期望值非常高。医生应充分理解患者的心理诉求。鉴于患者的这种心态，除了对治疗的充分准备和精心设计手术方法，建议手术医生术前亲自看一次内镜，验证诊断和病灶定位，强化信心，避免错诊。这样做不是画蛇添足，有损外科医生的尊严，而是益于自己、利于患者。曾有文献报告，术前诊断早期食管胃交界部腺癌，开胸后手摸探查贲门区胃壁无异常，随后切开胃，用棉棒涂搽贲门区黏膜，送细胞学检查，报告阴性，无奈关胸。术后 1 周再次内镜检查，病灶仍在，活检报告仍诊断为早期食管胃交界部腺癌，令人尴尬。术中的犹豫，源于对诊断的怀疑。如果对诊断确认无疑，开胸后即按手术程序操作，无须且不宜反复探查、牵拉、翻动和揉捻胃壁，以致损毁早期病灶的外貌和形态，不利于对切除标本的病理检查和早期癌灶的形态学研究。笔者长期在高发现场，研究诊断和治疗早期癌的体会，认为此类操作应尽量避免。根据笔者在高发现场的早期癌诊断和治疗的经验及体会，认为只要准确定位（内镜检查）和准确定性（病理诊断），这种情况是可以避免的。

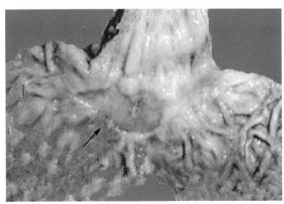

图 2.83

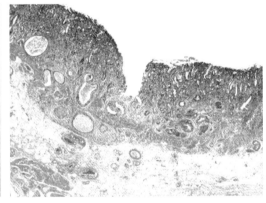

图 2.84

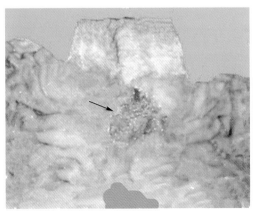

图 2.85

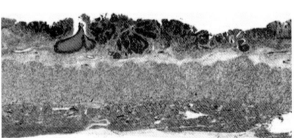

图 2.86

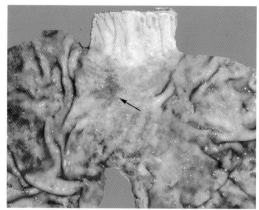

图 2.87

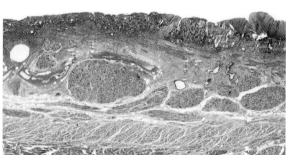

图 2.88

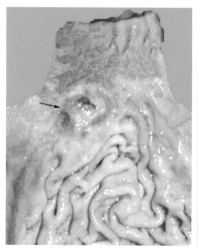

图 2.89

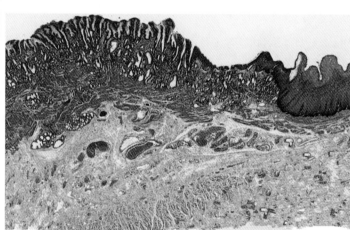

图 2.90

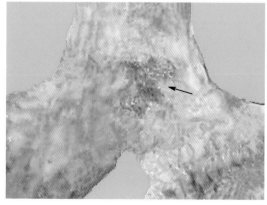

图 2.91

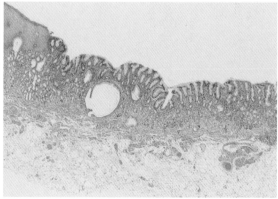

图 2.92

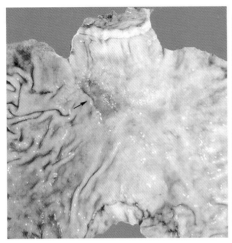

图 2.93

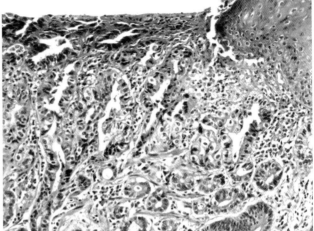

图 2.94

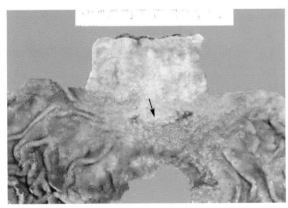

图 2.95

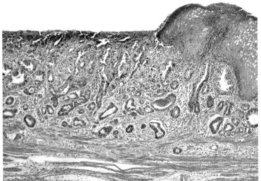

图 2.96

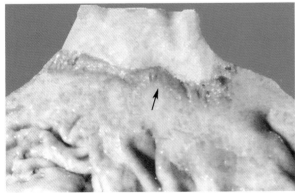

图 2.97

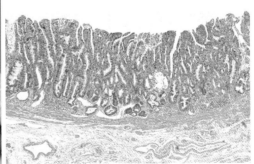

图 2.98

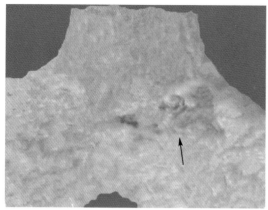

图 2.99

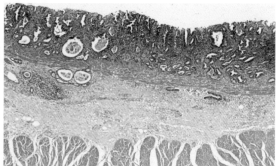

图 2.100

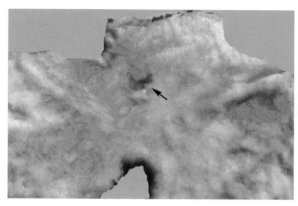

图 2.101

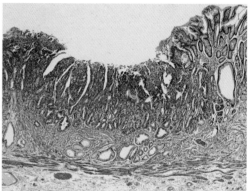

图 2.102

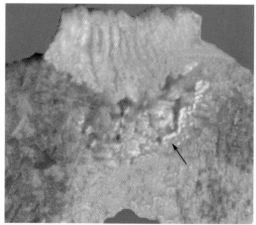

图 2.103

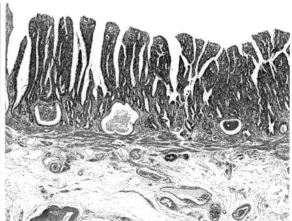

图 2.104

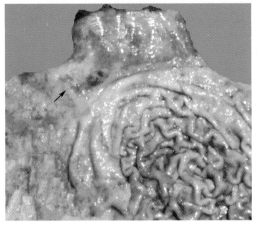

图 2.105

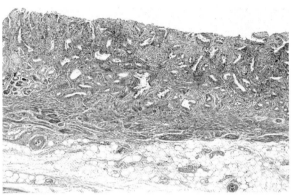

图 2.106

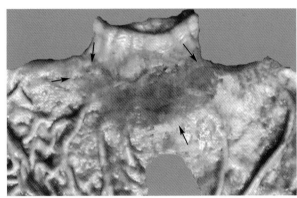

图 2.107

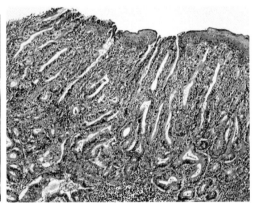

图 2.108

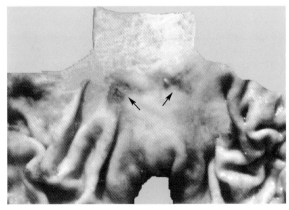

图 2.109

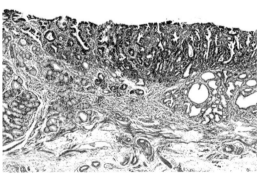

图 2.110

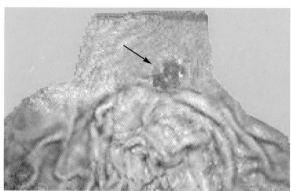

图 2.111

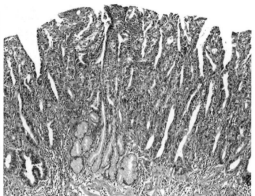

图 2.112

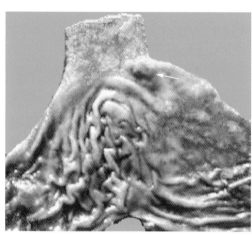

图 2.113

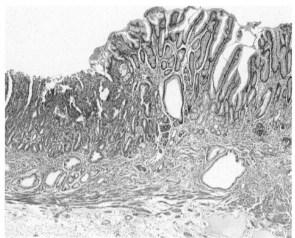

图 2.114

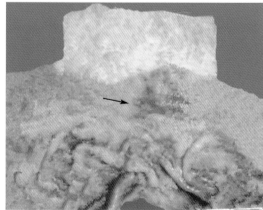

图 2.115

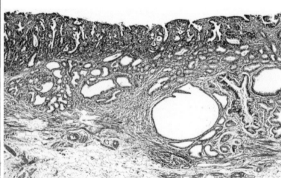

图 2.116

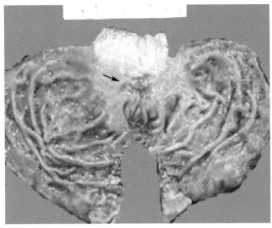

图 2.117

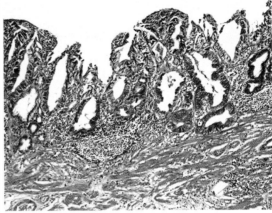

图 2.118

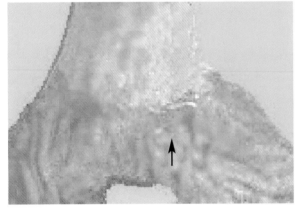

图 2.119

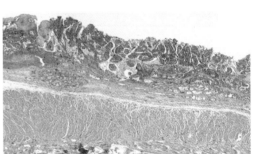

图 2.120

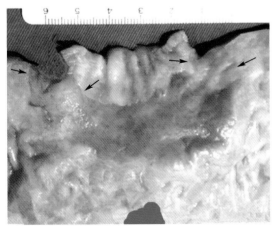

图 2.121

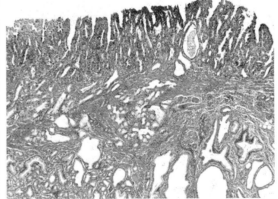

图 2.122

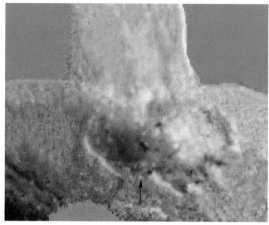

图 2.123

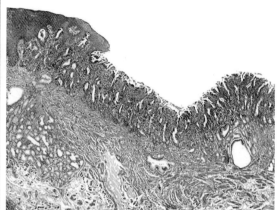

图 2.124

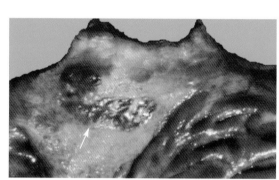

图 2.125

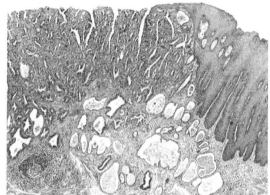

图 2.126

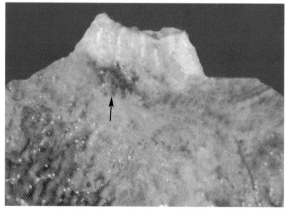

图 2.127

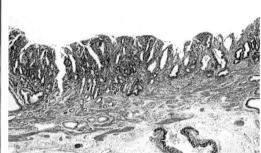

图 2.128

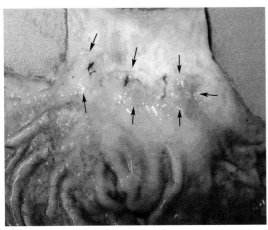

图 2.129

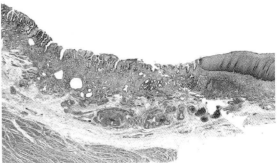

图 2.130

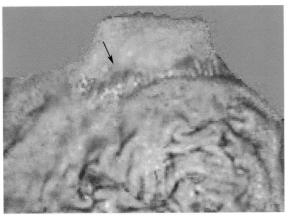

图 2.131

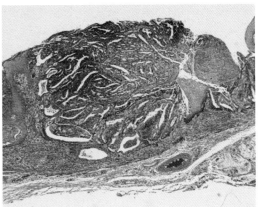

图 2.132

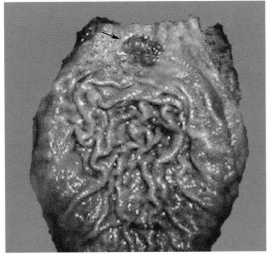

图 2.133

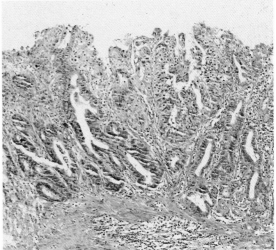

图 2.134

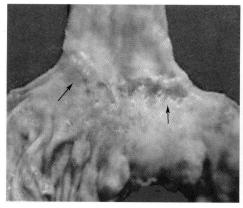

图 2.135

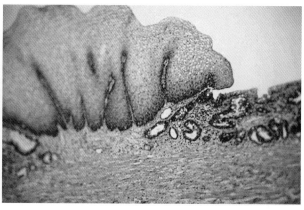

图 2.136

图 2.83 ~ 图 2.136　这组 27 例 54 幅早期食管胃交界部腺癌外科切除大体标本及其组织切片的图片，是从笔者亲历的 90 例早期食管胃交界部腺癌外科治疗的病例中精选的典型图片资料。病理诊断为黏膜内腺癌（21 例）和黏膜下浸润腺癌（6 例）。

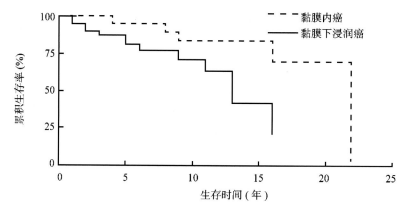

图 2.137　90 例早期食管胃交界部腺癌不同病理诊断术后总体生存率比较。

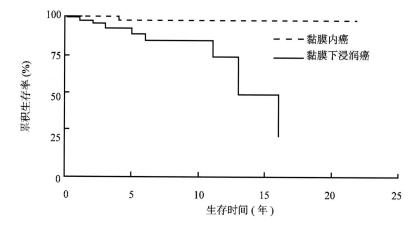

图 2.138　90 例早期食管胃交界部腺癌不同病理诊断术后癌症相关生存率比较。

参 考 文 献

陈竺 . 2008. 全国第三次死因回顾抽样调查报告 . 北京：中国协和医科大学出版社， 18-34.

董志伟，乔友林，孔灵芝，等 . 2008. 中国癌症早诊早治的策略与实践 . 中国肿瘤，17(4): 256-263.

马正中，阚秀，刘树范 . 2000. 诊断细胞病理学 . 郑州：河南科学技术出版社，163-180.

邵令方，高宗人，李章才，等 . 1993. 204 例早期食管癌和贲门癌切除治疗的远期效果 . 中华外科杂志，
    31(3): 131-133.

王国清 . 2002. 食管癌癌前病变的发展趋势及对策 . 中华肿瘤杂志，24(2): 206-207.

王国清 . 2006. 从高发现场视角看食管癌和贲门癌的临床研究趋势 . 中华肿瘤杂志，28(11): 879-880.

王国清，常扶保，宋金祥，等 . 1994. 舌状浆肌瓣覆盖 – 食管胃黏膜吻合术 1515 例效果观察 . 中华肿瘤杂
    志，16(2): 122-124.

王国清，常扶保，田振杰，等 . 1980. 甲苯胺蓝体内染色诊断早期食管癌的临床应用 . 中华医学杂志，
    60(2): 93-95.

王国清，郝长青，赖少清 . 2002. 贲门癌高发位点的内镜研究 . 中华肿瘤杂志，24(4): 381-383.

王国清，郝长青，赖少清，等 . 2003. 碘染色在食管癌高发区直接内镜普查中的应用和效果 . 中华消化内
    镜杂志，20(6): 377-379.

王国清，郝长青，魏文强 . 2008. 内镜下黏膜切除术治疗早期食管癌和癌前病变长期生存率观察 . 中华消
    化内镜杂志，25(11): 584-586.

王国清，郝长青，魏文强，等 . 2013. 氩离子热凝固术治疗癌前病变和早期食管癌的远期效果 . 中华肿瘤
    杂志，35(6): 456-458.

王国清，焦广根，宋金祥，等 . 2008. 早期贲门腺癌的诊断和外科治疗的远期效果 . 中华外科杂志，
    46(14): 1045-1047.

王国清，刘韵源，郝长青，等 . 2004. 食管黏膜碘染色图像和浅表食管癌及癌前病变组织学的关系 . 中
    华肿瘤杂志， 26(60): 342-344.

王国清，魏文强，郝长青，等 . 2010. 食管癌在食管黏膜上最初起源点的高发现场前瞻性研究 . 中华肿瘤
    杂志，32(3): 196-198.

王国清，魏文强，郝长青，等 . 2010. 早期食管癌自然生存状态的长期观察 . 中华肿瘤杂志，32(8): 600-
    602.

王国清，魏文强，乔友林 . 2010. 食管癌筛查和早诊早治的实践与经验 . 中国肿瘤，19(1): 4-8.

王国清，魏文强，乔友林 . 2011. 贲门癌筛查和早诊早治的经验 . 中国肿瘤，20(7): 479-482.

王国清，魏文强，张俊会 . 2007. 17 例早期贲门腺癌患者的自然生存状况追踪分析 . 癌症，26(11): 1153-
    1156.

王国清，周美宏，丛庆文，等 . 1995. 碘染色在早期食管癌内镜诊断中的应用 . 中华医学杂志，75(7): 417-
    418.

魏文强，王国清 . 2007. 贲门脊根部黏膜形态异常的前瞻性研究 . 中国肿瘤，16(6): 453-454.

吉田操，葉梨智子，門馬九美子 . 1995. 食道癌に对する内视镜治療 . 癌と化学疗法 . 22:847-854.

Dawsey SM, Fleischer DE, Wang, GQ, et al. 1998. Mucosal iodine staining improves endoscopic visualization
    of squamous dysplasia and squamous cell carcinoma of the esophagus in Linxian, China. Cancer，83:220-
    231.

Dawsey SM, Lewin KJ, Wang GQ, et al. 1994. Squamous esophageal histology and subsequent risk of squamous
    cell carcinoma of the esophagus. Cancer, 74(6):1686-1692.

Muñoz NM, Crespi A Grassi, Wang GQ, et al.1982.Precursor lesions of esophageal cancer in high risk populations
    in Iran and China. Lancet,876

Qin DX, Wang GQ, Zuo JH, et al. 1993. Screening of esophageal and gastric cancer by occult blood bead detector.Cancer, 71:216-218.

Rice TW, Ishwaran H, Ferquson MK, et al. 2016. Cancer of the esophagus and esophagogastric junction: An eighth edition staging primer. Journal of Thoracic Oncology, 12(1): 36-42.

Siewert JR, Stein HJ. 1996. Carcinoma of the cardia: carcinoma of thegastroesophageal junction—classification, pathology and extent of resection.Diseases of Esophagus, 9: 173-182.

Wang GQ, Abnet CC, Shen Q, et al. 2005. Histological precursors of oesophageal squamous cell carcinoma: Results from 13 year prospective follow up study in a high risk population. GUT, 54:187-192.

Wang GQ, Dawsey SM, Zhou MH,et al. 1994. Gastric heterotopia in the upper esophagus (inlet patch) in endoscopic surveysin Northern China. J Clin Gastroenterol, 19(4):321-324.

Wang GQ, Jiao GG, Chang FB, et al. 2004. Long term results of operation for 420 patients with early squamous cell esophageal carcinoma discovered by screening. AnnThorac Surg, 77(5):1740-1744.

Yokoyama A, Ohmori T, Makuuchi H, et al. 1995. Successful screening for early esophageal cancer in alcoholics using endoscopy and mucosa iodine staining.Cancer, 76:928-934.